Dᵣ Paul ROD

Nomenclature anatomique

EN

QUATRE LANGUES

LATIN (nomenclature de Bâle), FRANÇAIS, ANGLAIS, ESPERANTO

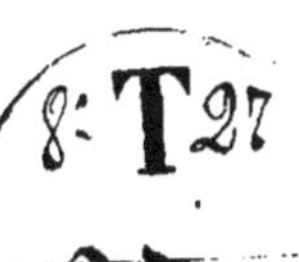

PARIS

LIBRAIRIE HACHETTE ET Cⁱᵉ

79, BOULEVARD SAINT-GERMAIN, 79

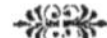

Dr Paul RODET

Nomenclature anatomique

EN

QUATRE LANGUES

LATIN (nomenclature de Bâle), FRANÇAIS, ANGLAIS, ESPERANTO

PARIS

LIBRAIRIE HACHETTE ET Cⁱᵉ

79, BOULEVARD SAINT-GERMAIN, 79

PRÉFACE

Pendant longtemps il a existé une langue internationale, qui servait uniquement aux usages scientifiques, c'était le latin. Aussi, à cette époque, tous les peuples, parlant le même langage, se comprenaient facilement entre eux. Puis le latin tomba en désuétude, et, à partir de ce moment, il fut impossible ou tout au moins très difficile de se comprendre d'une nation à l'autre.

En Anatomie, la difficulté s'accrut de ce fait que, dans chaque pays, on vit surgir, pour le même organe, les synonymies les plus multiples; de sorte que non seulement le langage devint différent d'un pays à l'autre, mais que dans le même pays on se servait de noms différents les uns des autres pour désigner telles ou telles parties d'un même organe.

Frappés de ces inconvénients, les Allemands ont pris une mesure radicale et sont arrivés à uniformiser leur langage anatomique. En 1895, un Congrès s'est réuni à Bâle et a élaboré une nomenclature en latin. Celle-ci est depuis cette époque en usage dans tous les pays germains, soit de race soit d'influence. Elle présente deux avantages considérables : 1° il n'existe aucun synonyme; 2° les noms propres ont été complètement exclus de la terminologie.

Le latin, qui figure dans cet ouvrage, est celui de cette Nomenclature, qui est actuellement en usage dans près de la moitié de l'Europe, et qui est adoptée partiellement dans des pays non germains.

Il est donc très important, pour tous les peuples de posséder la correspondance exacte des termes de cette Nomenclature avec ceux employés chez eux.

C'est ce but que l'auteur a cherché à remplir en publiant ce livre, qui est la démonstration la plus évidente de la nécessité de l'adoption d'une langue auxiliaire internationale pour les usages scientifiques.

L'ouvrage se divise en deux parties :

a. — L'une, analytique, dans laquelle se trouvent les expressions qui diffèrent dans chacune des trois langues : latine, anglaise, française;

b. — La seconde, alphabétique, dans laquelle se trouvent les mots dont le sens est le même dans les trois langues.

Par exemple : le terme *Buccinateur* étant le même dans les trois langues se trouvera dans la seconde partie. Au contraire, les mots : *Astragale, Rotule, Péroné*, qui ne se disent pas de la même manière dans les trois langues, se trouvent dans la première partie, à l'article Ostéologie.

P. Rodet.

VOCABULAIRE ANATOMIQUE

EN QUATRE LANGUES

I. — PARS ANALYTICA.

1. — OSTEOLOGIA.

OSSA CRANII.	OS DU CRANE.	BONES OF THE HEAD.	OSTOJ DE L'KRANIO.
OS FRONTALE.	**OS FRONTAL.**	**FRONTAL BONE.**	**FRUNTOSTO.**
Margo supraorbitalis.	Bord antérieur ou orbito-nasal.	Superciliary ridge.	Supraorbita rando.
Spina frontalis.	Épine nasale.	Nanal spine.	Fruntosta dorno.
Processus zygomaticus.	Apophyse orbitaire ext. ou malaire.	External angular process.	Zygoma apofizo.
Linea temporalis.	Ligne demi-circulaire du temporal.	Temporal crest.	Tempiosta linio.
Tuber frontale.	Bosse frontale.	Frontal eminence.	Fruntosta tubero.
Glabella.	Glabelle. — Bosse frontale moyenne.	Glabella.	Glabelo.
Fovea trochlearis.	Empreinte trochléaire.	Trochlear fossa.	Troklea foveo.
Foramen ethmoidale.	Conduit ethmoïdal ou orbitaire.	Orbital canals.	Etmojda truo.
OS TEMPORALE.	**OS TEMPORAL.**	**TEMPORAL BONE.**	**TEMPIOSTO.**
Squama temporalis.	*Portion squameuse ou écailleuse.*	*Squamous portion.*	*Tempiosta skvamo.*
Fissura petrotympanica.	Fissure de Glaser.	Fissure of Glaser.	Petrotimpana fendo.

Fossa mandibularis.	Cavité glénoïde.	Glenoid fossa.	Mandibula foveo.
Tuberculum articulare.	Tubercule zygomatique.	Articular eminence.	Artika tubereto.
Pars mastoida.	*Portion mastoïdienne.*	*Mastoid portion.*	*Mastojda parto.*
Sulcus mastoideus.	Rainure digastrique.	Digastric fossa.	Mastojda sulko.
Foramen mastoideum.	Canal mastoïdien.	Mastoid foramen.	Mastojda truo.
Pars petrosa.	*Portion pierreuse ou rocher.*	*Petrous portion.*	*Ŝtoneca parto.*
Tegmen tympani.	Voûte de la caisse du tympan.	Tegmen tympani.	Timpana tegmento.
Canalis facialis.	Aqueduc de Fallope.	Aqueduct of Fallopius.	Kanalo de l'facanervo.
Geniculum canalis facialis.	Genou du canal de Fallope.		Genueto de l'kanalo de l'facanervo.
Impressio trigemini.	Fossette du ganglion de Gasser.	Depression for the Gasserian ganglion.	Enpresaĵo trigemela.
Porus acusticus internus.	Orifice du conduit auditif interne.	Internal auditory meatus.	Interna akustika poro.
Incisura jugularis.	Fosse jugulaire.	Jugular fossa.	Jugulara incizuro.
Processus intrajugularis.	Facette jugulaire.	Jugular facet.	Intrajugulara apofizo.
Vagina processus styloidei.	Apophyse vaginale de l'apophyse styloïde.	Vaginal process.	Ingo de l'stilojda apofizo.
Fossula petrosa.	Gouttière pétreuse.		Ŝtoneca foveto.
Canaliculus tympanicus.	Canal de Jacobson.	Foramen for the nerve of Jacobson.	Timpana kanaleto.
Canaliculus cochleae.	Aqueduc du limaçon.	Aqueduct of the cochlea.	Kanaleto de l'heliko
Semicanalis m. tensoris tympani.	Canal du muscle interne du marteau.	Canal of tensor tympani muscle.	Duonkanalo de l'm. streĉanta la timpanon.
Semicanalis tubæ auditivae.	Portion osseuse de la trompe d'Eustache.	Eustachian canal.	Duonkanalo de l'aŭdada tubo.
OS PARIETALE.	**OS PARIÉTAL.**	**PARIETAL BONE.**	**PARIETOSTO.**
Facies cerebralis.	Face endocrânienne	Inner surface.	Cerba surfaco.
Margo occipitalis.	Bord postérieur.	Posterior border.	Oksipita rando.
Margo squamosus.	Bord inférieur.	Inferior border.	Skvama rando.
Margo frontalis.	Bord antérieur.	Anterior border.	Frunta rando.
Margo sagittalis.	Bord supérieur. — Obélion.	Superior border. — Obelion.	Sagitala rando. aŭ Obeliono.
Angulus frontalis.	Angle antéro-supérieur. — Bregma.	Bregma.	Frunta angulo. aŭ Bregmo.
Angulus occipitalis.	Angle postéro-supérieur. — Suture lambdoïde.	Lambda.	Oksipita angulo.
Angulus sphenoidalis.	Angle antéro-inférieur. — Ptérion.	Pterion.	Sfenojda angulo. aŭ Pteriono.
Angulus mastoideus.	Angle postéro-infér.		Mastojda angulo.
Tuber parietale.	Bosse pariétale.	Parietal eminence.	Parietosta tubero.

OS OCCIPITALE.	**OCCIPITAL.**	**OCCIPITAL BONE.**	**OKSIPITOSTO.**
Os interparietale.	Os épactal ou interpariétal.	Interparietal bone.	Interparietosta osto.
Clivus.	Dos de la selle turcique.	Dorsum sellae.	Klivo.
Tuberculum pharyngeum.	Tubercule de l'apophyse basilaire.	Pharyngeal tubercle.	Faringa tubereto.
Canalis condyloïdeus.	Trou condylien antérieur.	Anterior condylar foramen.	Kondilojda truo.
Tuberculum jugulare.	Épine jugulaire.	Jugular process.	Jugulara tubereto.
Incisura jugularis.	Encoche jugulaire.	Jugular notch.	Jugulara incizuro.
Processus intrajugularis.	Apophyse sous-jugulaire.		Intrajugulara apofizo.
Linea nuchae superior.	Ligne courbe ou demi-circul. occipitale supérieure.	Superior curved line.	Supra linio de l'nuko.
Linea nuchae inferior.	Ligne courbe ou demi-circul. occipitale inférieure.	Inferior curved line.	Suba nuka linio.
Protuberantia occipitalis externa.	Protubérance occipitale externe ou Inion.	External occipital protuberance or Inion.	Ekstera oksipita protuberanco. aŭ Iniono.
Eminentia cruciata.	Saillie cruciale de l'écaille.		Krucojda eminanco.
Sulcus transversus.	Gouttière latérale.	Lateral groove.	Transversa sulko.
Foramen jugulare.	Trou déchiré postérieur.	Jugular foramen.	Jugulara truo.
OS SPHENOIDALE.	**SPHÉNOIDE.**	**SPHENOID BONE.**	**SFENOJDO.**
Corpus.	*Corps.*	*The body.*	*Korpo.*
Fossa hypophyseos.	Fosse pituitaire.	Pituitary fossa.	Hipofiza foveo.
Tuberculum sellae.	Tubercule pituitaire ou Crête optique.	Olivary eminence.	Tubereto de l'selo.
Crista sphenoidalis.	Crête malaire.	Sphenoidal crest.	Sfenojda kresto.
Sulcus caroticus.	Gouttière caverneuse.	Carotic groove.	Karotika sulko.
Conchae sphenoidales.	Cornets de Bertin.	Sphenoidal turbinate bones.	Sfenojdaj konkoj.
Ala parva.	*Petite aile ou Apophyse d'Ingrassias.*	*Small or orbital wing.*	*Malgranda flugilo.*
Sulcus chiasmatis.	Gouttière optique.	Optic groove.	Kiasma sulko.
Foramen opticum.	Canal optique.	Optic foramen.	Optika truo.
Fissura orbitalis superior.	Fente sphénoïdale.	Sphenoidal fissure.	Supra orbita fendo.
Ala magna.	*Grande aile.*	*Great or temporal wing.*	*Granda flugilo.*
Foramen rotundum	Trou grand rond.	Foramen rotundum	Ronda truo.
Foramen spinosum.	Trou petit rond ou sphéno-épineux.	Foramen spinosum.	Dorna truo.
Spina angularis.	Épine du sphénoïde.	Spinous process.	Angula dorno.
Processus pterygoideus.	*Apophyse ptérygoïde.*	*Pterygoid process.*	*Pterigojda apofizo.*
Lamina lateralis.	Aile externe.	External plate.	Flanka lameno.
Lamina medialis.	Aile interne.	Internal plate.	Mezaja lameno.

Canalis pterygoideus.	Canal vidien.	Vidian canal.	Pterigojda kanalo.
Canalis pharyngeus	C. ptérygopalatin.		Faringa kanalo.
Canalis basipharyngeus.	Canal sphéno-vomérien médian.		Bazifaringa kanalo.
Sulcus tubae auditivae.	Échancrure tubaire.	Groove of Eustachian tube.	Sulko dé l'aŭdada tubo.
Processus pterygospinosus.	Lig. pterygo-épineux de Civinini.	Pterygo-spinosus ligament.	Pterigodorna apofizo.
OS ETHMOIDALE.	**OS ETHMOIDE.**	**ETHMOID BONE.**	**ETMOJDO.**
Crista galli.	Apophyse crista galli.	Crista galli.	Koka kresto.
Processus alaris.	Petite aile de —.	Alar process.	Flanka apofizo.
Labyrinthus ethmoidalis.	Masses latérales.	Lateral mass or Labyrinth.	Etmojda labirinto.
Hiatus semilunaris.	Ouverture du sinus frontal.		Duonluna malfermeto.
Lamina papyracea.	Lame papyracée ou Os planum.	Orbital plate or Os planum.	Papereca lameno.
Foramina ethmoidalia.	Conduits ethmoïdaux ou orbitaires.	Orbital canals.	Etmojdaj truoj.
Concha nasalis superior.	Cornet de Morgagni.	Superior turbinate process or Spongy bone.	Supra nazkonko.
Processus uncinatus.	Lame ou Apophyse unciforme.	Uncinate process.	Hokojda apofizo.
OSSA FACIEI.	**OS DE LA FACE.**	**BONES OF THE FACE.**	**OSTOJ DE L'FACO.**
MAXILLA.	**MAXILLAIRE SUPÉRIEUR.**	**SUPERIOR MAXILLARY BONE.**	**MAKSELO.**
Sinus maxillaris.	Antre d'Higmore.	Sinus maxillary.	Maksela sinuso.
Hiatus maxillaris.	Orifice du sinus maxillaire.	Aperture of the antrum.	Malfermo maksela.
Canalis nasolacrymalis.	Gouttière lacrymo-nasale.	Lacrymal groove.	Nazolarma kanalo.
Processus frontalis.	Apophyse montante	Nasal process.	Frunta apofizo.
Processus zygomaticus.	Apophyse malaire.	Malar process.	Zigoma apofizo.
Canalis incisivus.	Canal palatin antér.	Anterior palatine canal.	Inciziva kanalo.
Limbus alveolaris.	Bord alvéolaire.	Alveolar border or process.	Alveola rando.
Juga alveolaria.	Saillies de la face externe correspondant aux alvéoles.		Alveolaj ĝibaĵoj.
OS ZYGOMATICUM.	**OS MALAIRE.**	**MALAR BONE.**	**ZIGOMOSTO.**
Processus temporalis.	Apophyse orbitaire.	Temporal process.	Tempia apofizo.
Foramen zygomaticoorbitale.	Conduit malaire zygomatico-orbitaire	Malar canal.	Zigomorbita truo.
OS NASALE.	**OS PROPRES DU NEZ.**	**NASAL BONE.**	**NAZOSTO.**
Sulcus ethmoidalis.	Bord interne.	Internal border.	(Etmojda sulko.

OS LACRYMALE.	**OS UNGUIS.**	**LACHRYMAL BONE.**	**LARMOSTO.**
Crista lacrymalis posterior.	Crête de l'unguis.	Lachrymal crest.	Posta larma kresto.
Hamulus lacrymalis.	Crochet de la crête.	Hamular process.	Larma hoko.
OS PALATINUM.	**OS PALATIN.**	**PALATE BONE.**	**PALATOSTO.**
Pars perpendicularis.	Lame verticale.	Vertical plate.	Perpendikla parto.
Sulcus pterygopalatinus.	Conduit palatin postérieur.	Sulcus pterygo-palatinus.	Pterigopalata sulko.
Crista conchalis.	Crête du cornet inférieur.	Inferior turbinate crest.	Konka kresto.
Crista ethmoidalis.	Crête du cornet moyen.	Ethmoidal turbinate crest.	Etmojda kresto.
Pars horizontalis.	Lame horizontale.	Horizontal plate.	Horizontala parto.
CONCHA NASALIS INFERIOR.	**CORNET INFÉRIEUR.**	**INFERIOR TURBINATE BONE.**	**SUBA NAZKONKO.**
VOMER.	**VOMER.**	**VOMER.**	**VOMERO.**
MANDIBULA.	**MAXILLAIRE INFÉRIEUR.**	**INFERIOR MAXILLARY BONE.**	**MANDIBULO.**
Protuberantia mentalis.	Eminence mentonnière.	Mental protuberance.	Mentona protuberanco.
Tuberculum mentale.	Tuberosité mentonnière.	Mental tubercle.	Mentona tubereto.
Spina mentalis.	Apophyses géni.	Mental spines.	Mentona dorno.
Incisura mandibulae.	Echancrure sigmoïde.	Sigmoid notch.	Mandibula incizuro.
Processus condyloideus.	Condyle.	Condyle.	Kondilojda apofizo.
Angulus mandibulae.	Angle du maxillaire. Gonion.	Angle of the jaw. Gonion.	Mandibula angulo. Goniono.
Foramen mandibulare.	Trou dentaire.	Inferior dental foramen.	Mandibula truo.
Lingula mandibulae.	Epine de Spix.	Lingula mandibulae.	Langeto de l'mandibulo.
OS HYOIDEUM.	**OS HYOIDE.**	**HYOID BONE.**	**HIOJDOSTO.**
COLUMNA VERTEBRALIS.	**COLONNE VERTÉBRALE. RACHIS.**	**VERTEBRAL COLUMN.**	**VERTEBRARO. SPINO.**
Fovea costalis.	Facette costale.	Articular process.	Ripa foveo.
Foramen intervertebrale.	Trou de conjugaison.	Intervertebral foramina.	Intervertebra truo.
Tuberculum caroticum.	Tubercule de Chassaignac.	Carotid tubercle.	Karotika tubereto.
Processus costarius.	Apophyse costiforme ou latérale.	Costiform process.	Ripojda apofizo.
Processus accessorius.	Tubercule mamillaire.	Mamillary process.	Akcesora apofizo.
Vertebra prominens.	7° cervicale ou proéminente.	Vertebra prominens.	Elstaranta vertebro.
ATLAS.	**ATLAS.**	**ATLAS.**	**ATLAZO.**
Fovea dentis.	Facette de l'apophyse odontoïde.	Articular surface for odontoid process.	Foveo de l'dento.

EPISTROPHEUS.	**AXIS.**	**AXIS.**	**EPISTROFO.**
Dens.	Apophyse odontoïde.	Odontoid process.	Dento.
OS SACRUM.	**SACRUM.**	**SACRUM.**	**SAKRO.**
Pars lateralis.	Ailerons du sacrum.	Lateral mass.	Flanka parto.
Facies auricularis.	Surface auriculaire.	Auricular surface.	Aŭrikla surfaco.
THORAX.	**THORAX.**	**THORAX.**	**TORAKO.**
COSTAE.	**COTES.**	**RIBS.**	**RIPOJ.**
Costae spuriae.	Fausses côtes.	Asternal or False ribs.	Malveraj ripoj.
Tuberculum scaleni.	Tubercule de Lisfranc.	Scalene tubercle.	Tuberclo de l'skaleno.
STERNUM.	**STERNUM.**	**STERNUM.**	**STERNUMO.**
Manubrium sterni.	Poignée.	Manubrium.	Manubrio.
Processus xyphoïdeus.	Apophyse xyphoïde	Ensiform process.	Kzifojda apofizo.
Incisura jugularis.	Fourchette.	Interclavicular notch.	Jugulara incizuro.
OSSA EXTREMITATIS SUPERIORIS.	**OS DE L'EXTRÉMITÉ SUPÉRIEURE.**	**BONES OF THE UPPER LIMB.**	**OSTOJ DE L'SUPRA EKSTREMAĴO**
CLAVICULA.	**CLAVICULE.**	**CLAVICLE.**	**KLAVIKLO.**
Extremitas sternalis.	Extrémité interne.	Sternal end.	Sternuma ekstremajo.
Extremitas acromialis.	Extrémité externe.	Scapular end.	Akromia ekstremaĵo.
SCAPULA.	**OMOPLATE.**	**SCAPULA.**	**SKAPOLO.**
Tuberositas infraglenoidalis.	Tubercule sous-glénoïdal.	Infraglenoidalis tubercle.	Tubero subglenojda.
HUMERUS.	**HUMÉRUS.**	**HUMERUS.**	**HUMERO.**
Tuberositas deltoidea.	Empreinte deltoïdienne.	Deltoid eminence.	Tubero deltojda.
Fossa olecrani.	Cavité olécrânienne.	Olecranon fossa.	Foveo olekrana.
Fossa coronoidea.	Cavité coronoïde.	Coronoid fossa.	Foveo koronojda.
Sulcus intertubercularis.	Gouttière bicipitale.	Bicipital groove.	Sulko intertubera.
RADIUS.	**RADIUS.**	**RADIUS.**	**RADIUSO.**
Tuberositas radii.	Tubérosité bicipitale.	Bicipital tuberosity.	Tubero radiusa.
Fovea capituli radii.	Cupule radiale.	Depression of the head.	Foveo de l'radiusa kapeto.
Incisura ulnaris.	Échancrure sigmoïde ou cubitale.	Sigmoid cavity.	Ulna incizuro.
ULNA.	**CUBITUS.**	**ULNA.**	**ULNO.**
Incisura semilunaris.	Grande cavité sigmoïde.	Great sigmoid cavity.	Incizuro duonluna.
Incisura radialis.	Petite cavité sigmoïde.	Inferior articular surface.	Incizuro radiusa.
CARPUS.	**CARPE.**	**CARPUS.**	**KARPEO.**
Os naviculare manus.	*Scaphoïde.*	*Scaphoid bone.*	*Naviklosto de la mano.*

Tuberculum ossis navicularis.	Apophyse externe supérieure du carpe.	Tuberosity.	Tubero de l'naviklosto.
Os lunatum.	*Semi-lunaire.*	*Lunar bone.*	*Lunojdosto.*
Triquetrum os.	*Pyramidal.*	*Pyramidal bone.*	*Triketrosto.*
Os pisiforme.	*Pisiforme.*	*Pisiform bone.*	*Pizojdosto.*
Os multangulum majus.	*Trapèze.*	*Trapezium.*	*Osto multangula granda.*
Tuberculum ossis multang. majoris.	Apophyse inf. et ext. du carpe.	Tuberosity.	Tubereto de l'osto multangula granda.
Os multangulum minus.	*Trapézoïde.*	*Trapezoid bone.*	*Osto multangula malgranda.*
Os capitatum.	*Grand os.*	*Os magnum.*	*Osto kaphava.*
Os hamatum.	*Os crochu.*	*Unciform bone.*	*Hokojdosto.*
METACARPUS.	**MÉTACARPE.**	**METACARPUS.**	**METAKARPEO.**
MANUS.	**MAIN.**	**HAND.**	**MANO.**
Pollex.	Pouce.	Thumb.	Polekso.
Phalanx prima.	Première phalange.	Phalanges of the first row.	Unua falango.
Phalanx secunda.	Deuxième phalange ou Phalangine.	Phalanges of the middle row.	Dua falango.
Phalanx tertia.	Troisième ou Phalange unguéale ou Phalangette.	Terminal or ungual phalanges.	Tria falango.
Trochlea phalangis.	Extrémité inför.	Distal extremity.	Falanga trokleo.
Tuberositas unguicularis.	Extrémité libre.	Ungual process.	Unga tubero.
OSSA EXTREMITATIS INFERIORIS	**OS DE L'EXTRÉMITÉ INFÉR.**	**BONES OF THE LOWER LIMB.**	**OSTOJ DE L'SUBA EKSTREMAĴO.**
OS COXAE.	**OS COXAL.**	**HIP-BONE.**	**KOKSOSTO.**
Foramen obturatum.	Trou ischio-pubien.	Thyroid foramen.	Truo obtura.
Acetabulum.	Cavité cotyloïde.	Acetabulum.	Acetablo.
Fossa acetabuli.	Arrière-fond de la cavité cotyloïde.	Fossa acetabuli.	Foveo acetabla.
Incisura acetabuli.	Echancrure ischio-pubienne.	Cotyloid notch.	Incizuro acetabla.
Facies lunata.	Surface articulaire de la cavité cotyloïde.	Articular surface.	Surfaco lunojda.
Sulci paraglenoidales.	Depressions ilio-pubiennes et ilio-ischiatiques.	Sulci paraglenoidales.	Sulkoj paraglenojdaj.
OS ILIUM.	**OS ILION.**	**OS ILIUM.**	**ILIUMOSTO.**
Linea arcuata.	Ligne innominée.	Ilio-pectineal line.	Linio arkeca.
Linea glutea.	Ligne demi-circulaire.	Gluteal line.	Linio glutea.
OS ISCHII.	**ISCHION.**	**ISCHIUM.**	**ISKIOSTO.**
OS PUBIS.	**PUBIS.**	**OS PUBIS.**	**PUBOSTO.**
Pecten oss. pubis.	Surface pectinéale.	Pectineal surface.	Pekteno de l'pubosto.
Tuberculum pubicum.	Epine du pubis.	Spine of pubis.	Pubosta tubereto.

Crista obturatoria.	Crête obturatrice.	Obturator crest.	Kresto obtura.
Tuberculum obturatorium anterius.	Tubercule obturateur inférieur.		Tubereto obtura antaŭa.
Tuberculum obturatorium posterius.	Tubercule obturateur supérieur.		Tubereto obtura posta.
PELVIS.	**BASSIN.**	**PELVIS.**	**PELVO.**
Linea terminalis.	Ligne innominée.	Ilio-pectineal line.	Linio fina.
Apertura pelvis superior.	Détroit supérieur.	Brim or Inlet of the pelvis.	Malfermo puba supra.
Apertura pelvis inferior.	Détroit inférieur.	Outlet of the pelvis.	Malfermo puba suba.
FEMUR.	**FEMUR.**	**FEMUR.**	**FEMUROSTO.**
Fovea capitis femoris.	Fossette du ligament rond.	Fossa of interarticular lig.	Foveo de la kapo femurosta.
Fossa trochanterica.	Cavité digitale.	Digital or Trochanteric fossa.	Foveo trokantra.
Linea aspera.	Ligne âpre.	Linea aspera.	Malglata linio.
Labium latérale.	Branche ou crête du vaste ext.	External lip.	Flanka lipo.
Labium mediale.	Branche interne ou Crête du vaste interne.	Internal lip.	Mezaĵa lipo.
Linea pectinea.	Branche pectinéale.	Pectineal line,	Pektena linio.
Tuberositas glutea.	Crête du grand fessier.	Gluteal ridge.	Tubero glutea.
Fossa intercondyloidea.	Échancrure intercondylienne.	Intercondylar fossa.	Foveo interkondila.
Linea intercondyloidea.	Gorge de la trochlée.	Patellar surface.	Linio interkondila.
Planum popliteum.	Surface poplitée.	Tibial surface.	Plataĵo poplita.
PATELLA.	**ROTULE.**	**PATELLA.**	**PATELO.**
TIBIA.	**TIBIA.**	**TIBIA.**	**TIBIO.**
Facies articularis superior.	Cavités glénoïdes.	Condylar superior surface.	Surfaco artika supra.
Condylus lateralis.	Tubérosité externe.	External tuberosity.	Kondilo flanka.
Condylus medialis.	Tubérosité interne.	Internal tuberosity.	Mezaĵa kondilo.
Fossa intercondyloidea.	Dépression intercondylienne.	Poplital notch.	Foveo interkondila.
Eminentia intercondyloidea.	Épine du tibia.	Spine.	Eminanco interkondila.
Margo infraglenoidalis.	Gouttière sous-glénoïdale.		Rando subglenojda.
Tuberculum intercondyloideum mediale.	Tubercule interne de l'épine du tibia.		Mezaĵa interkondila tubereto.
Tuberculum intercondyloideum laterale.	Tubercule externe de l'épine du tibia.		Flanka interkondila tubereto.
Tuberositas tibiae.	Tubercule ou Tubérosité antér.	Anterior tubercle or Tuberosity.	Tibia tubero.
Linea poplitea.	Ligne oblique du tibia.	Linea poplitea.	Linio poplita.
Incisura fibularis.	Cavité articulaire péronéale.	Incisura fibularis.	Incizuro fibula.
FIBULA.	**PÉRONÉ.**	**FIBULA.**	**FIBULO.**
Crista anterior.	Bord antér. ou Crête du péroné.	Anterior border.	Kresto antaŭa.

Crista lateralis.	Bord externe.	External border.	Kresto flanka.
Cristà medialis.	Bord interne.	Internal border.	Mezaja kresto.
Apex capituli fibulae.	Apophyse styloïde du péroné.	Styloid process.	Pinto de la fibula kapo.
TALUS.	**ASTRAGALE.**	**ASTRAGALUS.**	**TALO.**
Facies articularis calcanea posterior.	Facette articulaire postéro-externe.	Posterior articular surface.	Surfaco artika kalkanea posta.
Facies articularis calcanea media.	Facette articulaire antéro-interne.	Internal articular surface.	Surfaco artika kalkanea mezaĵa.
CALCANEUS.	**CALCANEUM.**	**CALCANEUM.**	**KALKANEO.**
Sustentaculum tali.	Petite apophyse du calcaneum.	Sustentaculum tali.	Subteno de l'talo.
Sinus tarsi.	Canal osseux du tarse.		Sinuso de l'tarso.
PES.	**PIED.**	**FOOT.**	**PIEDO.**
Hallux.	Gros orteil.	Big toe.	Halukso.

II. — SYNDESMOLOGIA.

ARTICULATIONES COLUMNAE VERTEBRALIS ET CRANII.	ARTICULATIONS DE LA COLONNE VERTEBRALE ET DU CRANE.	ARTICULATIONS OF THE VERTEBRAL COLUMN.	ARTIKOJ DE LA VERTEBRARO KAJ DE L'KRANIO.
Fibrocartilagines intervertebrales.	Disques intervertébraux.	Intervertebral discs.	Fibrokartilagoj intervertebraj.
Annulus fibrosus.	Anneau fibreux périphérique.	Concentrical fibrous laminae.	Ringo fibreca.
Nucleus pulposus.	Noyau central de l'anneau.	Central pulpy substance.	Kerno pulpeca.
Ligamentum nuchae.	Lig. cervical postér.	Ligamentum nuchae.	Ligamento nuka.
Ligamentum longitudinale.	Lig. vertébral commun.	Common ligament.	Ligamento laŭlonga.
ARTICULATIO ATLANTO-OCCIPITALIS.	**ART. OCCIPITO-ATLOIDIENNE.**	**ARTICULATIONS OF THE ATLAS, AXIS AND OCCIPITAL BONES.**	**ARTIKO ATLAZO-OKSIPITA.**
Membrana atlanto occipitalis.	Lig. occipito-atloïdiens.	Occipito-atlantal ligaments.	Membrano atlazooksipita.
ARTIC. ATLANTO-EPISTROPHICA.	**ART. ATLOIDO-AXOIDIENNE.**		**ARTIKO ATLA-ZOEPISTROFA.**
Lig. alaria.	Lig.-occipito-odontoïdiens lat.	Alar odontoid or check ligam.	Ligamentoj flugilaj.
Lig. apicis dentis.	Lig. odontoïdien moyen (apical-Suspenseur de la dent).	Middle odontoid or suspensory lig.	Ligamento de l'pinto de la dento.
Lig. cruciatum.	Lig. cruciforme.	Cruciform ligament.	Ligamento krucojda.
ART. COSTOVERTEBRALES.	**ART. COSTO-VERTEBRALES.**	**ARTICULATIONS OF THE THORAX.**	**ARTIKOJ RIPO-VERTEBRAJ.**
Lig. apiculi costae radiatum.	Lig. vertébro-costal rayonné.	Anterior costo-central or stellate lig.	Lig. radiita de l'ripa kapeto.

Lig. capituli costae interarticulare.	Lig. costo-vertébral inf.	Interarticular ligament.	Lig. interartika de l'ripa kapeto.
ART. COSTO-TRANSVERSARIAE.	ART. COSTO-TRANSVERSAIRES.	COSTO-TRANSVERSE ARTICULATION.	ARTIKOJ RIPO-TRANSVERSAJ.
Lig. colli costae.	Lig. cervico-transversaires.		Lig. de l'ripa cerviko.
ARTIC. STERNO-COSTALES.	ARTIC. CHONDRO-STERNALES.	CHONDRO-STERNAL ARTICULATIONS.	ARTIKOJ STERNO-RIPAJ.
Lig. sternocostalia radiata.	Lig. rayonnés.	Anterior and posterior lig.	Lig. sternoripaj radiitaj.
Artic. interchondrales.	Artic. des cartilages costaux entre eux.	Interchondral articulations.	Artikoj interkartilagaj.
ARTIC. MANDIBULARIS.	ARTIC. TEMPORO-MAXILLAIRE.	TEMPORO-MAXILLARY ARTIC.	ARTIKO MANDIBULA.
Discus articularis.	Ménisque interarticulaire.	Interarticular disc or meniscus.	Artika disko.
Lig. temporomandibulare.	Lig. latéral externe.	External lateral ligament.	Lig. tempiomandibula.
Lig. sphenomandibulare.	Lig. latéral interne.	Internal lateral ligament.	Lig. sfenomandibula.
ARTIC. ACROMIO-CLAVICULARIS.	ARTIC. ACROMIO-CLAVICULAIRE.	ACROMIO-CLAVICULAR ARTICUL.	ARTIKO AKRO-MIOKLAVIKLA.
Discus articularis.	Fibro-cartilage interarticulaire.	Interarticular fibro-cartilage.	Artika disko.
ARTIC. STERNO-CLAVICULARIS.	ARTIC. STERNO-CLAVICULAIRE.	STERNO-CLAVICULAR ARTICULATION.	ARTIKO STERNO-KLAVIKLA.
Capsula articularis.	Lig. orbiculaire.	Capsular ligament.	Ĉirkaŭŝelo artika.
ARTIC. EXTREMITATIS SUPER.	ARTIC. DU MEMBRE SUPÉRIEUR.	JOINTS OF THE UPPER LIMB.	ARTIKOJ DE L'SUPRA MEMBRO.
ARTICULATIO HUMERI.	ARTICULATION DE L'ÉPAULE.	SHOULDER JOINT.	ARTIKO DE L'HUMERO.
Labrum glenoidale.	Bourrelet glénoïdien.	Glenoid ligament.	Glenojda ĉirkaŭrando.
ARTICULATIO CUBITI.	ARTICULATION DU COUDE.	ELBOW JOINT.	ARTIKO DE L'KUBUTO.
Lig. collaterale ulnare.	Lig. latéral interne.	Internal lateral ligament.	Lig. flanka ulna.
Lig. collaterale radiale.	Lig. latéral externe.	External lateral ligament.	Lig. flanka radiusa.
Membrana interossea antibrachii.	Ligament interosseux.	Interosseous membrane or lig.	Membrano interosta de l'antaŭbrako.
Recessus sacciformis.	Culs-de-sac de la synoviale.	Synovial projections.	Receso sakojda.
Chorda obliqua.	Lig. rond ou Cordon de Weitbrecht ou interosseux supér.		Oblikva kordo.
ARTICULATIO MANUS.	ARTICULATION DU POIGNET.	WRIST JOINT.	ARTIKO DE L'MANO.
Lig. radiocarpeum dorsale.	Ligament postérieur.	Posterior ligament.	Lig. radiokarpea dorsa.

Lig. radiocarpeum volare.	Lig. radio-carpien.	Anterior ligament.	Lig. radiokarpea polma.
Lig. collaterale carpi radiale.	Lig. latéral externe.	External lateral ligament.	Lig. flanka radiusa de l'karpeo.
Lig. collaterale carpi ulnare.	Lig. latéral interne.	Internal lateral ligament.	Lig. flanka ulna de l'karpeo.
Lig. intercarpea dorsalia.	Lig. dorsaux.	Dorsal intercarpal ligaments.	Lig. interkarpeaj dorsaj.
Lig. intercarpea volaria.	Lig. palmaires.	Palmar intercarpal ligaments.	Lig. interkarpeaj polmaj.
Lig. intercarpea interossea.	Lig. interosseux.	Interosseous intercarpal ligaments.	Lig. interkarpeaj interostaj.
ARTIC. OSSIS PISIFORMIS.	**ARTICULATION DU PISIFORME.**	**PISIFORM BONE JOINT.**	**ARTIKO DE L'PIZOJDOSTO.**
Lig. pisohamatum.	Lig. externe ou pisiunciformien.	Pisi-uncinate ligament.	Lig. pizohokojdosta.
Lig. pisometacarpeum.	Lig. interne ou pisimétacarpien.	Pisi-metacarpal ligament.	Lig. pizometakarpea.
LIGG. CINGULI EXTREMITATIS INFERIORIS.	**LIGAMENTS DE LA CEINTURE PELVIENNE.**	**ARTICULATIONS OF THE PELVIS.**	**ARTIKOJ DE L'PELVO.**
Canalis obturatorius.	Canal sous-pubien.	Obturator or thyroid canal.	Kanalo obtura.
Lig. sacrotuberum.	Grand lig. sacro-sciatique.	Great sacro-sciatic lig.	Lig. sakrotubera.
Processus falciformis.	Repli falciforme.	Falciform process.	Falĉilojda procezo.
Lig. sacrospinosum.	Petit ligament sacro-sciatique.	Small sacro-sciatic lig.	Lig. sakrospina.
Lig. arcuatum pubis.	Lig. sous-pubien.	Anterior lig. of the symphysis pubis.	Lig. arkeca de l'pubo.
Lamina fibrocartilaginea interpubica.	Ligament interosseux.	Interpubic disc.	Lameno fibrokartilaga interpuba.
ARTICULATIO COXAE.	**ARTICULATION DE LA HANCHE.**	**HIP JOINT.**	**ARTIKO DE L'KOKSO.**
Labrum glenoidale.	Bourrelet glénoïdien.	Cotyloid ligament.	Glenojda ĉirkaŭrando.
Zona orbicularis.	Zone orbiculaire.		Orbeca zono.
Lig. ischiocapsulare.	Lig. ischio-fémoral.	Ischio-capsular ligament.	Lig. iskioŝela.
Lig. pubocapsulare.	Lig. pubo-fémoral.	Pubo-femoral ligament.	Lig. puboŝela.
ARTICULATIO GENU.	**ARTICULATION DU GENOU.**	**KNEE JOINT.**	**ARTIKO DE L'GENUO.**
Plica synovialis patellaris.	Cul-de-sac sous-quadricipital ou sous-crural.	Mucous ligament.	Faldo sinovia patela flanka.
Plicae alares.	Ligament alaire.	Alar ligament.	Faldoj flugilaj.
Lig. collaterale fibulare.	Lig. latéral externe.	External lateral lig.	Lig. flanka fibula.
Lig. collaterale tibiale.	Lig. latéral interne.	Internal lateral lig.	Lig. flanka tibia.
Lig. popliteum obliquum.	Lig. post. oblique.	Posterior ligament.	Lig. poplita oblikva.

Lig. popliteum arcuatum.	Arcade fibreuse formée par la convergence de trousseaux fibreux nés du tibia et du pèroné.		Lig. poplita arkeca.
Retinaculum ligamenti arcuati.	Faisceaux fibreux rattachant le tendon du poplité au péroné.		Bridilo de l'arkeca ligamento.
Ligamentum patellae.	Tendon ou ligament rotulien.	Infrapatellar tendon.	Patela ligamento.
Retinaculum patellae horizontalis.	Ailerons rotuliens ext. et int.		Horizontala bridilo de l'patelo.
Retinaculum mediale.	Expansions des vastes.		Mezaĵa — —.
Retinaculum laterale.	Expansions des vastes.		Flanka. — —.
ARTICULATIO TIBIOFIBULARIS.	ARTIC. PÉRONÉO-TIBIALE SUP.	UPPER TIBIO-FIBULAR ARTICULATION.	ARTIKO TIBIOFIBULA.
Lig. capituli fibulae.	Lig. antér. et postér.	Anterior, posterior ligaments.	Lig. de l'kapeto fibula.
Membrana interossea cruris.	Lig. interosseux.	Interosseous membrane.	Membrano interosta de l'kruro.
SYNDESMOSIS TIBIOFIBULARIS.	ARTIC. PÉRONÉO-TIBIALE INF.	LOWER TIBIO-FIBULAR ARTICUL.	SYNDESMOZO TIBIOFIBULA ANTAŬA.
Lig. malleoli lateralis ant.	Lig. péronéo-tibial ant.	Anterior ligament.	Lig. antaŭa flanka de l'maleolo.
Lig. malleoli lateralis post.	Lig. péronéo-tibial post.	Posterior ligament.	Lig. posta flanka de l'maleolo.
ARTICULATIO TALOCRURALIS.	ARTIC. TIBIO-TARSIENNE.	ANKLE JOINT.	ARTIKO TALOKRURA.
Lig. deltoideum.	Lig. latéral interne.	Deltoid ligament.	Lig. deltojda.
ARTICUL. TARSI TRANSVERSA.	ART. MÉDIO-TARSIENNE.	TRANSVERSE TARSAL ARTICULATION.	ARTIKO TRANSVERSA DE L'TARSO.

III. — MYOLOGIA.

MUSCULI DORSI.	MUSCLES DU DOS.	MUSCLES OF THE BACK.	MUSKOLOJ DE L'DORSO.
M. latissimus dorsi.	Grand dorsal.	Latissimus dorsi M.	M. plejlarĝa de l'dorso.
M. levator scapulae.	Angulaire de l'omoplate.	Levator anguli scapulae.	M. levanta la ŝultron.
M. serratus posterior.	M. petit dentelé post.	Serratus posticus M.	M. dentita posta.
M. iliocostalis lomborum.	M. sacro-lombaire propt. dit.	Ilio-costalis M.	M. ilioripa de la lumboj.
M. iliocostalis dorsi.	— partie dorsale.	Accessorius ad ilio-costalem M.	M. ilioripa de l'dorso.

M. illocostalis cervicis.	— partie cervicale.	Cervicalis ascendens M.	M. ilioripa de l'kolo.
M. longissimus dorsi.	M. long dorsal.	Longissimus dorsi M.	M. plejlonga de l'dorso.
M. longissimus cervicis.	M. transversaire du cou.	Transversalis cervicis M.	M. plejlonga de l'kolo.
M. longissimus capitis.	M. petit complexus.	Trachelo-mastoid M.	M. plejlonga de l'kapo.
M. spinalis.	M. spinaux ou de la masse commune ou sacro-lombaire.	Spinalis M.	M. spina.
M. spinalis dorsi.	M. épi-épineux du dos.	Spinalis dorsi M.	M. spina de l'dorso.
M. spinalis cervicis.	M. épi-épineux du cou.	Spinalis cervicis M.	M. spina de l'kolo.
M. semispinalis cervicis.	M. sur-épineux ou long épineux.	Semispinalis colli M.	M. duonspina de l'kolo.
M. semispinalis dorsi.	M. sous-épineux.	Semispinalis dorsi M.	M. duonspina de l'dorso.
M. semispinalis capitis.	M. grand complexus.	Complexus M.	M. duonspina de l'kapo.
M. multifidus.	M. transversaire épineux.	Multifidus spinae M.	M. multkapa.
M. rotatores.	M. rotateurs.	Rotatores M.	M. rotaciaj.
M. rotatores longi.	— long lamellaire.	— longi M.	M. — longaj.
M. rotatores breves.	— court lamellaire.	— breves M.	M. — mallongaj.
M. interspinales.	M. interépineux.	Interspinales M.	M. interspinaj.
M. intertransversarii.	M. intertransversaires.	Intertransversales M.	M. intertransversaj.
M. obliquus capitis superior.	M. petit oblique de la tête.	Obliqus cap. sup. M.	M. oblikva supra de l'kapo.
M. obliquus capitis infer.	M. grand oblique de la tête.	Obliqus cap. inf. M.	M. oblikva suba de l'kapo.
MUSCULI CAPITIS.	**MUSCLES DE LA TÊTE.**	**MUSCLES OF THE HEAD.**	**MUSKOLOJ DE L'KAPO.**
M. epicranius.	M. occipito-frontal.	Occipito-frontalis M.	M. epikrania.
M. frontalis.	M. frontal.	Frontalis M.	M. frunta.
M. occipitalis.	M. occipital.	Occipitalis M.	M. oksipita.
M. procerus.	M. pyramidal.	Pyramidalis nasi M.	M. piramida.
M. nasalis.	Muscles du nez.	Nasalis M.	M. naza.
— pars transversa.	M. transverse du nez.	Compressor nasi M.	— transversa parto.
— pars alaris.	M. dilatateur des narines.	Levator proprius or dilatator alae nasi.	— flugila parto.
M. depressor septi.	M. myrtiforme. (Abaisseur de l'aile du nez).	Depressor alae nasi M.	M. mallevanta la septumon.
M. orbicularis oculi.	M. orbiculaire des paupières.	Orbicularis palpebrarum.	M. orbeca de l'okulo.
— pars palpebralis.	— Zone palpébrale.	— palpebral portion.	— palpebra parto.
— pars orbitalis.	— Zone orbitaire.	— orbital portion.	— orbita parto.
— pars lacrymalis.	— de Horner.	Tensor tarsi M.	Larma parto.
M. orbicularis oris.	M. orbiculaire des lèvres ou Labial.	Orbicularis oris M.	M. orbeca de l'buŝo.

M. triangularis.	M. triangulaire des lèvres.	Triangularis menti M.	M. triangula.
M. transversus menti.	M. transverse du menton.	Transversus menti M.	M. transversa de l'mentono.
M. zygomaticus.	M. grand zygomatique.	Zygomaticus major M.	M. zigoma.
M. quadratus labii superioris.	M. éleveur commun de l'aile du nez et de la lèvre sup.	Levator labii sup. alaeque nasi M.	M. kvadrata de la supra lipo.
— caput zygomaticum.	M. petit zygomatique.	Zygomaticus minor M.	— zigoma kapo.
M. quadratus labii inf.	M. carré du menton.	Depressor labii inf. M.	M. kvadrata de la suba lipo.
M. mentalis.	M. de la houppe du menton.	Levator labii inf. M.	M. mentona.
Galea aponeurotica.	Aponévrose épicraniene. (Calotte aponévrotique du crâne.)	Epicranial aponeurosis.	Ŝelo aponeŭroza.

MUSCULI COLLI. — MUSCLES DU COU. — MUSCLES OF THE NECK. — MUSKOLOJ DE L'KOLO.

M. Platysma.	M. peaucier ou Platysma.	Platysma myoides	M. platisma.
M. longus capitis.	Grand droit antér. de la tête.	Rectus capitis anticus major M.	M. longa de l'kapo.
M. rectus capitis anterior.	M. petit droit antér. de la tête.	M. rectus capitis anticus minor.	M. rekta antaŭa de l'kapo.

MUSCULI THORACIS. — MUSCLES DU THORAX. — MUSCLES OF THE THORAX. — MUSKOLOJ DE L'TORAKO.

M. levatores costarum.	M. surcostaux.	Levatores costarum M.	M. levantaj la ripojn.
M. transversus thoracis.	M. triangulaire du sternum.	Triangularis sterni M.	M. transversa de l' torako.
Diaphragma.	Diaphragme.	Diaphragm or Midriff.	M. diafragma.
Crus mediale.	Pilier droit.	Right crus or pillar.	Kruro antaŭa.
Crus intermedium.	Pilier accessoire.	Accessory crus.	Kruro intera.
Crus laterale.	Pilier gauche.	Left crus.	Kruro flanka.
Hiatus aorticus.	Orifice aortique.	Hiatus aorticus.	Aorta truo.
Hiatus oesophageus.	Orifice œsophagien.	Hiatus œsophageus.	Ezofaga truo.
Centrum tendineum.	Centre phrénique.	Central or trefoil or cordiform tendon.	Tendeneca centro.
Foramen venae cavae.	Orifice de la veine cave.	Foramen quadratum.	Truo por la kavvejno.
Arcus lumbocostalis medialis.	Arcade du psoas.	Internal arched ligament.	Arko lumboripa mezaĵa.
Arcus lumbocostalis lateralis.	Ligament cintré du diaphragme.	External arched ligament.	Arko lumboripa flanka.

MUSCULI ABDOMINIS. — MUSCLES DE L'ABDOMEN. — MUSCLES OF THE ABDOMEN. — MUSKOLOJ DE L'ABDOMENO.

M. rectus abdominis.	M. grand droit de l'abdomen.	Rectus abdominis M.	M. rekta de l'abdomeno.

Falx (aponeurotica) inguinalis.	Ligament de Henlè.		Falĉilo ingvena.
M. obliquus externus abdominis.	M. grand oblique de l'abdomen.	Obliquus externus abdominis M.	M. oblikva malinterna de l'abdomeno.
M. obliquus internus abdominis.	M. petit oblique de l'abdomen.	Obliqus internus. abdominis M.	M. oblikva interna de l'abdomeno.
Adminiculum lineae albae.	Ligament sus-pubien postér.	Adminiculum lineae albae.	Subteno de la blanka linio.
Inscriptiones tendineae.	Intersections tendineuses du M. grand droit.	Inscriptiones tendineae.	Tendenaj interkruciĝoj.
Ligamentum inguinale.	Ligament de Poupart.	Poupart's ligament.	Ligamento ingvena.
Ligamentum lacunare.	Ligament de Gimbernat.	Gimbernat's ligament.	Ligamento lakunhava.
Lig. inguinale reflexum.	Lig. de Colles.	Triangular fascia.	Lig. ingvena refleksita.
Annulus inguinalis subcutaneus.	Anneau inguinal externe.	External abdominal ring.	Ringo ingvena subhaŭta.
Crus superius.	Pilier supérieur.	Superior pillar.	Kruro supra.
Crus inferius.	Pilier inférieur.	Inferior pillar.	Kruro suba.
Fibrae intercrurales.		Intercolumnar fibres.	Interkruraj fibroj.
Trigonum lumbale.	Triangle de Petit.	Triangle de Petit.	Triangulo lumba.
Annulus inguinalis abdominis.	Orifice profond du canal inguinal.	Internal or deep. abdominal ring.	Ringo ingvena enabdomena.
Lig. interfoveolare.	Lig. interfovéolaire de Hesselbach.		Lig. interfovea.
Linea semicircularis.	Repli semi-lunaire de Douglas.	Semilunar fold of Douglas.	Duoncirkla linio.
MUSCULI COCCYGEI.	**MUSCLES DU COCCYX.**	**MUSCLES OF THE COCCYX.**	**MUSKOLOJ DE L'-KOKSIZO.**
M. sacrococcygeus anter.	M. fléchisseur du coccyx.	Sacro-coccygeus ant. M.	M. sakrokoksiza antaŭa.
M. saccrococcygeus post.	M. extenseur du coccyx.	Coccygeus. M.	M. sakrokoksiza posta.
MUSCULI EXTREMITATIS SUPERIORIS.	**MUSCLES DE L'EXTRÉMITÉ SUPÉRIEURE.**	**MUSCLES OF THE UPPER LIMB.**	**MUSKOLOJ DE LA SUPRA. EKSTREMAĴO.**
M. biceps brachii.	M. biceps du bras.	Biceps flexor cubiti M.	M. bicepsa de l'brako.
Lacertus fibrosus.	Expansion aponévrotique.	Semilunar fascia.	Bicepsa aponeŭraĵo.
M. brachialis.	M. brachial antér.	Brachial anticus M.	M. brakiala.
M. triceps brachii.	M. triceps du bras.	Triceps extensor cubiti M.	M. tricepsa de l' brako.
Caput longum.	Longue portion.	Middle or long head.	Longa kapo.
Caput laterale.	M. vaste externe.	External head.	Flanka kapo.
Caput mediale.	M. vaste interne.	Internal or deep head.	Mezaja kapo.
M. pronator teres.	M. rond pronateur.	Pronator radii teres.	M. ronda pronanta.
Caput humerale.	Faisceau épitrochléen.		Humera kapo.
Caput ulnare.	Faisceau coronoïdien.		Ulna kapo.

M. flexor carpi radialis.	M. grand palmaire.	Flexor carpi radialis M.	M. radiusa fleksanta la karpeon.
M. palmaris longus.	M. petit palmaire.	Palmaris longus M.	M. polma longa.
M. flexor carpi ulnaris.	M. cubital antérieur.	Flexor carpis ulnaris M.	M. ulna fleksanta la karpeon.
Caput humerale.	Faisceau épitrochléen.		Humera kapo.
Caput ulnare.	Faisceau olécrânien.		Ulna kapo.
M. brachioradialis.	M. long supinateur.	Supinator radii longus. M.	M. brakoradiusa.
M. extensor, carpi radialis longus.	M. premier radial externe.	Extensor carpi radialis longior M.	M. radiusa longa etendanta la karpeon.
M. extensor carpi radialis brevis.	M. second radial externe.	Extensor carpi radialis brevior.	M. radiusa mallonga etendanta la karpeon.
M. extensor carpi ulnaris.	M. cubital postérieur.	Extensor carpi ulnaris M.	M. ulna etendanta la karpeon.
M. supinator.	M. court supinateur.	Supinator radii brevis M.	M. supinanta.
Juncturae tendinum.	Anastomoses tendineuses.		Tendenaj anastomozoj.
Chiasma tendinum.	Entrecroisement des tendons.		Tendena kiasmo.
Vinculum tendinum.	Freins des tendons ou méso-tendons.	Vinculum tendinum.	Mesotendenoj.
Vaginae mucosae.	Bourses synoviales.	Bursae mucosae or Synovial sheaths.	Sinoviaj bursoj.
Lig. carpi transversum.	Lig. annulaire antérieur.	Anterior annular ligament.	Transversa lig. de l' karpeo.
Lig. vaginalia digitorum.	Gaines synoviales des doigts.	Vaginal ligament.	Lig. ingaj de l'fingroj.
MUSCULI EXTREMITATIS INFER.	**MUSCLES DE L'EXTREMITÉ INF.**	**MUSCLES OF THE LOWER LIMB.**	**MUSKOLOJ DE L'SUBA EKSTREMAĴO.**
M. iliopsoas.	M. psoas-iliaque.	Ilio-psoas M.	M. Iliopsoasa.
M. iliacus.	Portion iliaque.	M. iliacus.	M. iliaka.
M. psoas major.	Portion psoas.	Psoas magnus M.	M. psoasa granda.
M. psoas minor.	M. petit psoas.	M. psoas parcus.	M. psoasa malgranda.
M. piriformis.	M. pyramidal.	Pyriformis M.	M. pirforma.
M. sartorius.	M. couturier.	Sartorius M.	M. sartoria.
M. quadriceps femoris.	M. triceps fémoral.	Quadriceps extensor cruris M.	M. kvadricepsa de l'femuro.
M. rectus femoris.	M. droit antérieur.	Rectus femoris M.	M. rekta de l'femuro.
M. vastus intermedius.	M. crural.	Crureus M.	M. vasta intera.
M. articularis genu.	M. sous-crural.	Subcrureus M.	M. artika de l' genuo.
M. gracilis.	M. droit interne.	Gracilis M.	M. delikatega.
M. adductor longus.	M. 1er adducteur.	Adductor longus.	M. aduktora longa.
M. adductor brevis.	M. 2e adducteur.	Adductor brevis.	M. aduktora mallonga.
M. adductor magnus.	M. 3e adducteur.	Adductor magnus M.	M. aduktora granda.
M. adductor minimus.	Faisceau supérieur du 3° adducteur.	Adductor minimus M.	M. aduktora plejmalgranda

Canalis adductorius.	Canal de Hunter.	Hunter's canal.	Kanalo de l' M. aduktora.
Lacuna vasorum.	Gaine fémorali-vasculaire.	Femoral sheath of the vessels.	Lakuno de l'vazoj.
Trigonum femorale.	Triangle de Scarpa.	Scarpa's triangle.	Triangulo femura.
Fossa ovalis.	Fosse ovale.	Fossa ovalis.	Ovala foveo.
Margo falciformis.	Repli falciforme.	Margo falciformis.	Rando falĉilojda.
M. tibialis anterior.	M. jambier antérieur.	Anticus tibialis M.	M. tibia antaŭa.
M. extensor digitorum longus.	M. extenseur commun des orteils.	Extensor longus digitorum pedis.	M. longa etendanta la piedfingrojn.
M. peronaeus tertius.	M. péronier antérieur.	Peroneus tertius M.	M. fibula tria.
M. peronaeus longus.	M. long péronier latéral.	Peroneus longus M.	M. fibula longa.
M. triceps surae.	M. triceps sural.	Triceps surae M.	M. tricepsa de l' suro.
M. gastrocnemius.	M. jumeaux.	Gastrocnemius M.	M. gastroknemia.
Caput laterale.	M. Jumeau externe.	Outer head.	Kapo flanka.
Caput mediale.	M. jumeau interne.	Inner head.	Kapo mezaja.
M. soleus.	M. soléaire.	Soleus M.	M. soleusa.
Arcus tendineus m. solei.	Arcade ou Anneau du soléaire.	Arch. of the soleus.	Arko de l'm. soleusa.
Tendo calcaneus.	Tendon d'Achille.	Tendo Achillis.	Tendeno kalkanea.
M. tibialis posterior.	M. jambier postérieur.	Tibialis posticus M.	M. tibia posta.
M. extensor digitorum brevis.	M. pédieux.	Extensor brevis digitorum pedis M.	M. mallonga etendanta la piedfingrojn.
M. plantaris.	M. plantaire grêle.	Plantaris M.	M. planda.
M. adductor hallucis.	M. adducteur du gros orteil.	Adductor hallucis M.	M. aduktora de l'halukso.
Caput obliquum.	M. adducteur oblique.	Adductor obliquus hallucis M.	Kapo oblikva.
Caput transversum.	M. adducteur transverse.	Adductor transversus hallucis M.	Kapo transversa.
M. quadratus plantae.	M. accessoire du long fléchisseur commun des orteils.	Flexor accessorius M.	M. kvadrata de l' plando.
Tractus iliotibialis.	Bandelette de Maissiat.	Tractus ilio-tibial.	Traktuso iliotibia.
Lig. transversum cruris.	Epaississement de l'aponévrose jambiere, situé au-dessus du lig. annulaire antérieur.	Ligamentum transversum cruris.	Lig. transversa de l'kruro.
Lig. cruciatum cruris.	Lig. annul. du tarse.	Crucial ligament.	Lig. krucojda.
Lig. laciniatum.	Lig. supér. int.		Lig. multpeca.
Retinaculum mm. peronaeorum super.	Partie supér. de la gaine des péroniers latéraux.	Retinaculum mm. peroneorum superius.	Bridilo antaŭa de l' m. fibulaj.

Retinaculum mm. peronaeorum inferius.	Partie inf. de la gaine des péroniers latéraux.	Retinaculum mm. peroneorum inferius.	Bridilo suba de l'm. fibulaj.

IV. — ANGIOLOGIA.

COR.	CŒUR.	HEART.	KORO.
Septum ventriculorum.	Cloison interventriculaire.	Interventricular septum.	Interventrikla septumo.
Septum musculare ventriculorum.	Portion musculaire.		Septumo muskola de la ventrikloj.
Septum membranaceum ventriculorum.	Portion membraneuse.	Undefended space.	Septumo menbraneca de la ventrikloj.
Atrium cordis.	Oreillette.	Auricle.	Korvestiblo
Auricula cordis.	Auricule.	Auricular appendix or Auricle proper.	Koraŭriklo.
Septum atriorum.	Cloison inter-auriculaire.	Septum auricularum.	Septumo de l'korvestibloj.
Ostium venosum.	Orifice auriculo-ventriculaire.	Sinus venosus.	Vejna truo.
Ostium arteriosum.	Orifice artériel.		Arteria truo.
Trabeculae carneae.	Colonnes charnues.	Trabeculae carneae.	Trabekloj karnecaj.
Vortex cordis.	Tourbillon de Gerdy.	Vortex or Whorl.	Kora vortiko.
Chordae tendineae.	Cordage tendineux.	Chordae tendineae.	Tendenecaj kordoj
Atrium dextrum.	*Oreillette droite.*	*Right auricle.*	*Dekstra korvestiblo.*
Limbus fossae ovalis.	Anneau de Vieussens.	Annulus ovalis.	Rando de l'foveo ovala.
Tuberculum intervenosum.	Tubercule de Lower,	Tubercle of Lower.	Tubereto intervejna.
Valvula venae cavae inferioris.	Valvule d'Eustache.	Eustachian valve.	Klapo de la kavvejno suba.
Valvula sinus coronarii.	Valvule de Thebesius.	Valve of Thebesius.	Klapo de la sinuso koronaria.
Foramina venarum minimarum.	Foraminula Thebesii.	Foramina of Thebesius.	Truetoj de la malgrandaj vejnoj.
Ventriculus dexter.	*Ventricule droit.*	*Right ventricle.*	*Dekstra ventriklo.*
Valvula tricuspidalis.	Valvuve tricuspide.	Tricuspid valve.	Tripinta klapo.
Cuspis anterior.	Pilier antér.	Infundibular or left flap.	Pinto antaŭa.
Cuspis posterior.	Pilier postérieur.	Posterior or Septal flap.	Posta pinto.
Cuspis medialis.	Pilier interne.	Right flap.	Mezaja pinto.
Crista supraventricularis.	Eperon de Wolf.	Crista supraventricularis.	Kresto supraventrikla.
Conus arteriosus.	Infundibulum.	Infundibulum.	Arteria konuso.
Valvulae semilunares.	Valvules sigmoïdes.	Semilunar or Sigmoid valve.	Duonlunaj klapoj.
Noduli valvularum semilunarium.	Nodules d'Arantius.	Corpus Arantii.	Nodetoj de la duonlunaj klapoj.

Atrium sinistrum.	*Oreillette gauche.*	*Left auricle.*	*Maldekstra korvestiblo.*
Valvula foraminis ovalis.	Repli semi-lunaire.	Valve of the foramen ovale.	Klapo de la truo ovala.
ARTERIAE.	**ARTÈRES.**	**ARTERIES**	**ARTERIOJ.**
AORTA.	**AORTE.**	**AORTA.**	**AORTO.**
Arcus aortae.	Crosse de l'aorte.	Arch of the aorta.	Arko aorta.
A. anonyma.	*Tronc innominé.*	*Innominate A.*	*A. sennoma.*
A. thyroidea ima.	A. thyroïdienne de Neubauer.	Thyreoidea ima A.	A. tirojda profunda.
A. CAROTIS COMMUNIS.	**A. CAROTIDE PRIMITIVE.**	**COMMON CAROTID A.**	**A. KAROTIKA KOMUNA.**
A. CAROTIS EXTERNA.	**A. CAROTIDE EXTERNE.**	**EXTERNAL CAROTID A.**	**A. KAROTIKA MALINTERNA.**
A. lingualis.	*A. linguale.*	*Lingual A.*	*A. langa.*
A. profunda linguae.	A. ranine.	Ranine A.	A. profunda de la lango.
A. maxillaris externa.	*A. maxillaire externe ou faciale.*	*Facial A.*	*A. maksela mal interna.*
A. labialis inferior.	Coronaires labiales.	Coronary A. of the lower lip.	A. lipa suba.
A. labialis superior.		Coronary A. of the upper lip.	A. lipa supra.
A. occipitalis.	*A. occipitale.*	*Occipital A.*	*A. oksipita.*
Ramus mastoideus.	A. sterno-mastoïdienne sup.	Mastoid branch.	Branĉo mastojda.
A. maxillaris interna.	*A. maxillaire interne.*	*Internal maxillary A.*	*A. maksela interna.*
A. buccinatoria.	A. buccale.	Buccal branch.	A. buksinatora.
A. canalis pterygoidei.	A. vidienne.	Vidian branch.	A. de l'kanalo pterigojda.
A. pharyngea ascendens.	*A. pharyngienne inf.*	*Ascending pharyngeal A.*	*A. faringa supreniranta.*
A. palatina major.	A. palatine supérieure.	Pterygo-palatine A.	A. palata granda.
A. nasales posteriores laterales et septi.	A. des cornets et des méats.	Naso-palatine A. or. Artery or the septum.	A. nazaj postaj flankaj kaj septumaj.
A. CAROTIS INTERNA.	**A. CAROTIDE INTERNE.**	**INTERNAL CAROTID A.**	**A. KAROTIKA INTERNA.**
A. ophtalmica.	*A. ophtalmique.*	*Ophtalmic A.*	*A. oftalmika.*
Arcus tarseus.	Arcade palpébrale.	Palpebral arches.	Arko tarsa.
A. palpebrales mediales.	A. palpébrales sup. et inf.	Sup. and inf. palpebral branches.	A. palpebraj mezaĵaj.
A. SUBCLAVIA.	**A. SOUS-CLAVIÈRE.**	**SUBCLAVIAN A.**	**A. SUBKLAVIKLA.**
A. vertebralis.	*A. vertébrale.*	*Vertebral A.*	*A. vertebra.*
Ramus meningeus.	A. meningée postérieure.	Posterior meningeal A.	Branĉo meninga.
A. basilaris.	*A. basilaire.*	*Basilar A.*	*A. bazilara.*
Rami ad pontem.	Branches protubérantielles.	Superior cerebellar A.	Branĉoj al ponto.

Circulus arteriosus.	Hexagone artériel de Willis.	Circle of Willis.	Arteria cirklo.
A. mammaria interna.	*A. mammaire interne.*	*Internal mammary A.*	*A. mama interna.*
A. pericardiacophrenica.	A. diaphragmatique sup.	Superior phrenic A.	A. perikardofrenika.
Rami intercostales.	A. intercostales antérieures.	Anterior intercostal A.	Brančoj interripaj.
Truncus thyreocervicalis.	*Tronc thyro-bi-cervico-scapulaire.*	*Thyroid axis.*	*Trunko tireocervika.*
A. thyreoidea inferior.	*A. thyroïdienne inf.*	*Inferior thyroid A.*	*A. tireojda suba.*
A. laryngea inf.	A. laryngée post.	Inferior laryngeal branch.	A. laringa suba.
A. cervicalis superficialis.	*A. cervicale transverse superfic.*	*Superficial cervical A.*	*A. cervika surfaca.*
A. transversa scapulae.	*A. scapulaire supérieure.*	*Suprascapular A.*	*A. transversa de l'skapolo.*
Truncus costocervicalis.	*Tronc cervico-intercostal.*	*Thoracic axis.*	*Trunko ripocervika.*
A. transversa colli.	*A. scapulaire post.*	*Posterior scapular A.*	*A. transversa de l'kolo.*
A. AXILLARIS.	A. AXILLAIRE.	AXILLARY A.	A. AKSELA.
A. thoracoacromialis.	*A. acromio-thoracique.*	*Acromio-thoracic A.*	*A. torakoakromia.*
A. thoracalis lateralis.	*A. thoracique inf.*	*Long thoracic A.*	*A. toraka flanka.*
A. subscapularis-	A. scapulaire inf.	*Subscapular A.*	A. subskapola.
A. thoracodorsalis.	Branche thoracique.	Dorsal branch.	A. torako-dorsa.
A. circumflexa scapulae.	Branche scapulaire.	Ventral branch.	A. ĉirkaŭfleksa de l'skapolo.
A. circumflexa humeri.	*A. circonflexe.*	*Circumflex A.*	*A. ĉirkaŭfleksa de l'humero.*
A. BRACHIALIS.	A. HUMÉRALE.	BRACHIAL A.	A. BRAKIALA.
A. collateralis media.	A. collatérale int.	Inferior profunda A.	A. kunflanka mezaja.
A. collateralis radialis.	A. collatérale ext. ou humérale profonde.	Superior profunda A.	A. kunflanka radiusa.
A. collateralis ulnaris superior.	*A. collatérale int. supérieure.*		*A. kunflanka ulna supra.*
A. RADIALIS.	A. RADIALE.	RADIAL A.	A. RADIUSA.
Ramus carpeus volaris.	A. transversale ant. du carpe.	Anterior radial carpal A.	Branĉo karpea dorsa.
Ramus volaris superficialis.	A. radio-palmaire.	Superficial volar A.	Branĉo polma surfaca.
Rete carpi dorsale.	Réseau post. anastomotique		Retaĵo dorsa de l'karpeo.
A. ULNARIS.	A. CUBITALE.	ULNAR A.	A. ULNA.
Rete articulare cubiti.	Réseau anastomotique du coude.		Retaĵo artika de l'kubuto.

AORTA ABDOMINALIS.	**AORTE ABDOMINALE.**	**ABDOMINAL AORTA.**	**AORTO ABDOMENA.**
A. phrenica inferior.	*A. diaphragmatique inf.*	*Inferior phrenic A.*	*A. frenika suba.*
Rami suprarenales superiores.	A. capsulaire supérieure.	Superior suprarenal branch.	Branĉoj suprarenaj supraj.
A. sacralis media.	*A. sacrée moyenne.*	*Middle sacral A.*	*A. sakra meza.*
Glomus coccygeum.	Glande coccygienne.	Coccygeal gland.	Glomo koksiza.
A. coeliaca.	*Tronc coeliaque.*	*Coeliac A. or. Coeliac axis.*	*A. celiaka.*
A. gastrica sinistra.	A. coronaire stomachique.	Coronary A. of the stomach.	A. stomaka maldekstra.
A. hepatica.	A. hépatique.	Hepatic A.	A. hepata.
A. gastrica dextra.	A. pylorique.	Pyloric A.	A. stomaka dekstra.
A. pancreaticoduodenalis sup.	A. pancréatico-duodénale droite.	Superior pancréaticoduodenal A.	A. pankreasoduodena supra.
A. lienalis.	A. splénique.	Splenic A.	A. liena.
A. gastricae breves.	Vaisseaux courts.	Short gastric branches.	A. stomakaj mallongaj.
A. mesenterica superior.	A. mésentérique supérieure.	Superior mesenteric A.	A. mesentera supra.
A. pancreaticoduodenalis inferior.	A. pancréatico-duodénale gauche.	Inferior pancreatico-duodénal A.	A. pankreasoduodena suba.
A. colica dextra.	A. du côlon ascendant.	Right colic A.	A. kojlona dekstra.
A. colica media.	A. du côlon transverse.	Middle colic A.	A. kojlona meza.
A. mesenterica inferior.	A. petite mésentérique.	Inferior mesenteric A.	A. mesentera suba.
A. suprarenalis media.	A. capsulaires moyennes.	Middle suprarenal A.	A. suprarena meza.
A. renalis.	A. rénale.	Renal A.	A. rena.
A. suprarenalis inf	A. capsulaire inf.	Inferior suprarenal A.	A. suprarena suba.
A. ILIACA COMMUNIS.	**A. ILIAQUE PRIMITIVE.**	**COMMON ILIAC A.**	**A. ILIAKA KOMUNA.**
A. HYPOGASTRICA.	**A. ILIAQUE INTERNE.**	**INTERNAL ILIAC A.**	**A. HIPOGASTRA.**
A. obturatoria.	*A. obturatrice.*	*Obturatory A.*	*A. obtura.*
Ramus pubicus.	Rameau transversal.	Pubic branch.	Branĉo puba.
A. acetabuli	Rameau acétabulaire.	External terminal branch.	A. acetabla.
A. glutaea inferior.	*A. ischiatique.*	*Sciatic A.*	*A. glutea suba.*
A. comitans n. ischiadici.	Rameau du nerf sciatique.	Comes nervi ischiadici.	A. akompananta la iskinervon.
A. pudenda interna.	*A. honteuse interne.*	*Internal pudic A.*	*A. hontema interna.*
A. perinei.	A. périnéale superf.	Superficial perineal A.	A. perinea.
A. scrotales posteriores.	A. de la cloison.	Slender branches.	A. skrotaj postaj.
A. bulbi urethrae.	A. bulbaire.	A. of the bulb.	A. de l'bulbo uretra.

A. bulbi vestibuli (vaginae).	A. bulbaire.	A. of the bulb.	A. de l'bulbo vestibla.
A. profunda penis.	A. caverneuse.	A. of the corpus cavernosum.	A. profunda de l'peniso.
A. ILIACA EXTERNA.	**A. ILIAQUE EXTERNE.**	**EXTERN ILIAC A.**	**A. ILIAKA MALINTERNA.**
A. epigastrica inferior.	*A. épigastrique.*	*Deep épigastric A.*	*A. epigastra suba.*
Ramus pubicus.	Rameau rétro-pubien.	Pubic branch.	Branĉo puba.
Ramus obturatorius.	Rameau anastomotique avec l'obturatrice.	Superficial branch.	Branĉo obtura.
A. spermatica externa.	A. funiculaire.	Cremasteric A.	A. sperma malinterna.
A. circumflexa ilium profunda.	*A. circonflexe iliaque.*	*Deep circumflex iliac A.*	*A. ĉirkaŭfleksa iliaka profunda.*
A. femoralis.	*A. crurale.*	*Femoral A.*	*A. femura.*
A. epigastrica superficialis.	A. sous-cutanée abdominale.	Superficial epigastric A.	A. epigastra surfaca.
A. scrotales anteriores.	A. honteuses externes.	External pudic A.	A. skrotaj antaŭaj,
A. labiales anteriores.	A. honteuses externes.		A. lipaj antaŭaj.
A. circumflexa femoris lateralis.	A. circonflexe externe.	External circumflex A.	A. ĉirkaŭfleksa flanka de l'femuro.
Ramus ascendens.	A. circonflexe prop' dite.	Ascending branch.	Branĉo supreniranta.
Ramus descendens.	Grande musculaire superf.	Descending branch.	Branĉo malsupreniranta.
A. genu suprema.	Grande anastomique.	Anastomotic A.	A. supra de l'genuo.
A. poplitea.	*A. poplitée.*	*Popliteal A.*	*A. poplita.*
A. genu superior lateralis.	A. articulaire supérieure ext.	Superior external articular A.	A. supra flanka de l'genuo.
A. genu superior medialis.	A. artic. sup. int.	Superior internal articular A.	A. supra mezaĵa de l'genuo.
A. genu media.	A. articul. moyenne.	Middle or Azygos articular A.	A. meza de l'genuo.
A. surae.	A. surales ou jumelles.	Sural A.	A. suraj.
Rete articulare genu.	Réseau périarticulaire.		Retaĵo artika de l'genuo.
A. tibialis anterior.	*A. tibiale antérieure.*	*Anterior tibial A.*	*A. tibia antaŭa.*
A. malleolaris anterior lateralis.	A. malléolaire externe.	Posterior tibial A.	A. malcola antaŭa flanka.
A. malleolaris anterior medialis.	A. malléolaire int.		A. malcola antaŭa mezaĵa.
VENAE.	**VEINES.**	**VENAE.**	**VEJNOJ.**
V. CORDIS.	**V. DU CŒUR.**	**V. CORDIS.**	**V. DE L'KORO.**
V. cordis magna.	Grande veine coronaire.	Great cardiac or Coronary V.	V. granda de l'koro.
V. cordis media.	Veine médiane.	Middle cardiac V.	V. meza de l'koro.

V. cordís parva.	Petite coronaire.	Right or Small coronary V.	V. malgranda de l'koro.
V. cordis minimae.	V. de Thebesius.	Smallest cardiac V.	V. plejmalgrandaj de l'koro.
VENAE ANONY-MAE DEXTRA ET SINISTRA.	**TRONC VEINEUX INNOMINÉ.**	**INNOMINATE V.**	**V. SENNOMAJ DEKSTRA KAJ MALDEKSTRA.**
V. thyreoidea ima.	V. thyroïdiennes médianes.	Inferior thyroid V.	V. tireojda profunda.
V. phrenicae super.	V. diaphragmatiques sup.	Superior phrenic V.	V. frenikaj supraj.
V. JUGULARIS INTERNA.	**V. JUGULAIRE INTERNE.**	**INTERIOR JUGULAR V.**	**V. JUGULARA INTERNA.**
Bulbus venae jugularis superior.	Golfe de la jugulaire.	Bulb of the jugular vein.	Bulbo supra de la jugulara vejno.
Bulbus v. jugularis inferior.	Sinus de la jugulaire.		Bulbo suba de la v. jugulara.
V. sublingualis.	V. ranine.	Ranine V.	V. sublanga.
V. comitans n. hypoglossi.	Plexus veineux du nerf hypoglosse.	Superior thyroid V.	V. akompananta la nervon hipoglosan.
Sinus durae matris.	*Sinus de la dure-mère.*	*Venae sinuses of the cranium.*	*Sinusoj de la dura-matro.*
Confluens sinuum.	Pressoir d'Hérophile.	Torcular Herophili.	Kunfluiĝo de la sinusoj.
Sinus intercavernosus.	Sinus coronaire.	Circular sinus.	Sinuso interkaverneca.
V. ophthalmica superior.	*V. ophtalmique.*	*Ophthalmic V.*	*V. oftalmika supra.*
Vv. vorticosae.	V. vorticineuses.		V. vortikecaj.
V. FACIALIS COMMUNIS.	**V. FACIALE.**	**COMMON FACIAL V.**	**V. FACA KOMUNA.**
V. facialis anterior.	*V. faciale prop^t dite.*	*Facial V.*	*V. faca antaŭa.*
V. nasales externae.	V. dorsales du nez.	Nasal V.	V. nazaj malinternaj.
V. facialis posterior.	*Tronc temporo-maxillaire.*	*Temporo-maxillary V.*	*V. faca posta.*
V. JUGULARIS EXTERNA.	**V. JUGULAIRE EXTERNE.**	**EXTERNAL JUGULAR V.**	**V. JUGULARA MALINTERNA.**
V. occipitalis.	V. occipitale profonde.	Occipital V.	V. oksipita.
Arcus venosus juguli.	V. jugulaire antér. ou V. médiane.		Vejnarko jugulara.
V. transversa scapulae.	V. scapulaire postérieure.	Transverse cervical V.	V. transversa de l'skapolo.
V. AZYGOS.	**V. AZYGOS.**	**AZIGOS V.**	**V. AZIGOSA.**
V. CAVA INFERIOR.	**V. CAVE INFÉR.**	**INFERIOR VENA CAVA.**	**KAVVEJNO SUBA.**
V. phrenica inf.	V. diaphragmatique inférieure.	Inferior phrenic V.	V. frenika suba.
V. hepaticae.	V. sus-hépatiques.	Hepatic V.	V. hepataj.
VENA PORTAE.	**VEINE PORTE.**	**PORTAL V.**	**PORTVEJNO.**
V. mesenterica inf.	V. petite mesentérique.	Inferior mesenteric V.	V. mesentera suba.

Ductus venosus.	Ligament d'Aranzi.	Ductus venosus.	Vejna kanalo.
V. ILIACA COMMU-NIS.	**V. ILIAQUE PRI-MITIVE.**	**COMMON IL.IAC V.**	**V. ILIAKA KOMU-NA.**
V. hypogastrica.	V. iliaque interne.	Intern iliac.	V. hipogastra.
V. gluteae infer.	V. ischiatique.	Sciatic V.	V. gluteaj subaj.
V. iliaca externa.	V. iliaque externe.	Extern iliac V.	V. iliaka malinter-na.
V. epigastrica infe-rior.	V. épigastrique.	Epigastric V.	V. epigastra suba.
V. circumflexa ilium profunda.	V. circonflexe ilia-que.	Deep circumflex iliac.	V. ĉirkaŭfleksa ilia-ka profunda.
SYSTEMA LYM-PHATICUM.	**SYSTÈME LYM-PHATIQUE.**	**LYMPHATIC VES-SELS.**	**LIMFARO.**
Ductus lymphaticus dexter.	Grande veine lym-phatique.	Right lymphatic duct.	Limfa kanalo deks-tra.
Cisterna chyli.	Citerne de Pecquet.	Receptaculum chy-li.	Cisterno ŝila.
Lymphoglandula.	Ganglion lympha-tique.	Lymphatic gland.	Limfaglando.
Nodulus lymphati-cus.	Follicule lympha-tique.	Lymphatic nodule.	Limfa foliklo.

V. — NEUROLOGIA.

MEDULLA SPINA-LIS.	**MOELLE ÉPINIÈ-RE.**	**SPINAL CORD OR SPINAL MAR-ROW.**	**MJELO.**
Intumescentia cer-vicalis.	Renflement cervi-cal.	Cervical enlarg-ment.	Cervika intumesko.
Intumescentia lum-balis.	— lombaire.	Lumbar, —	Lumba —.
Conus medullaris.	Cône terminal.	Conus medullaris.	Mjela konuso.
Filum terminale.	Fil ou filament ter-minal (ligament caudal, ligament coccygien).	Terminal filament or central liga-ment.	Fina fadeno.
Fissura mediana an-terior.	Sillon médian anté-rieur.	Anterior or ventral median fissure.	Antaŭa meza fendo.
Columnae gri-seae.	*Cornes de la moelle.*	*Horns or Cornua of the grey mat-ter.*	*Grizaj kolonoj.*
Columna anterior.	Corne antérieure.	Anterior or Ventral horn.	Antaŭa kolono.
Columna posterior.	Corne postérieure.	Posterior or Dorsal horn.	Posta kolono.
Caput, Apex.	Tête, sommet.	Head. Apex.	Kapo, Pinto.
Cervix.	Col.	Cervix.	Cerviko.
Columna lateralis.	Corne latérale (corne moyenne, tractus intermé-dio-latéral).	Lateral horn.	Flanka kolono.
Canalis centralis.	Canal de l'épendy-me, canal central.	Central canal.	Centra kanalo.

Ventriculus termi-nalis.	Sinus terminal (ventricule terminal).		Fina ventriklo
Nucleus dorsalis.	Colonne de Clarke (noyau dorsal de Stilling, colonne vésiculaire post).	Clarke's column.	Dorsa kerno.
Funiculi medullae spinalis.	*Cordons de la moelle.*	*Tracts in the cord.*	*Funikloj de la mjelo.*
Funiculus anterior.	Cordon latéral antérieur.	Tracts in the antero-lateral column.	Funiklo anŭaŭa.
Fasciculus cerebro-spinalis anterior.	Faisceau pyramidal antérieur (faisceau direct de Türck).	Anterior or Direct portion of the pyramidal tract.	Antaŭa cerbospina fasko.
Fasciculus anterior proprius.	Faisceau fondamental antér.	Dorso-lateral ascending cerebellar tract.	Propra antaŭa fasko.
Funiculus lateralis.	Cordon latéral.		Flanka funiklo.
Funiculus cerebrospinalis lateralis.	Faisceau pyramidal latéral (croisé).	Lateral or Crossed part of the pyramidal tract.	Flanka cerbospina fasko.
Fasciculus cerebellospinalis.	Faisceau marginal antérieur (cérebelleux descendant).	Antero-lateral descending cerebellar tract.	Cerbetospina fasko.
Fasciculus anterolateralis superficialis (Gowers).	Faisceau de Gowers (faisceau antéro-latéral ascendant).	Antero-lateral ascending cerebellar tract.	Surfaca antaŭaflanka fasko.
Fasciculus lateralis proprius.	Faisceau intermédiaire (reste du cordon latéral).	Antero-lateral ground bundle.	Propra flanka fasko.
Funiculus posterior.	Cordon postérieur.	Tracts of the posterior white column.	Posta funiklo.
Fasciculus gracilis.	Cordon de Goll (faisceau interne du cordon post., cordon médian post., funicule marginal, coin sombre).	Tract of Goll.	Delikatega fasko.
Funiculus cuneatus	Faisceau de Burdach (faisceau cunéiforme, faisceau fondamental post., zone radiculaire post).	Tract of Burdach.	Kojnojda fasko.
ENCEPHALON.	**ENCÉPHALE.**	**ENCEPHALON.**	**ENCEFALO.**
RHOMBENCEPHALON.	**RHOMBENCÉPHALE.**	**RHOMBENCEPHALON.**	**ROMBENCEFALO.**
MYELENCEPHALON.	**MYELENCÉPHALE.**	**MYELENCEPHALON.**	**MJELENCEFALO.**
Medulla oblongata.	*Bulbe rachidien* (moelle allongée, arrière-cerveau).	*Spinal bulb or medulla oblongata.*	*Bulba mjelo.*
Fissura mediana ant. post.	Sillon médian ant., post.;	Anterior, post. fissure.	Posta, Antaŭa, meza fendo.

Funiculus lateralis.	Faisceau latéral du bulbe.	Lateral tract.	Flanka funiklo.
Funiculus gracilis.	Pyramide postérieure.	Funiculus gracilis.	Delikatega funiklo.
Clava.	Clava (massue, éminence mamelonnée).	Clava.	Klavo.
Oliva.	Olive.	Olivary body.	Olivo.
Nucleus olivaris inf.	Olive bulbaire ou inf.	Lower olive.	Kerno de l'suba olivo.
Hilus nuclei olivaris.	Hile de l'olive.	Olivary peduncle.	Hilo de l'kerno de l'olivo.
Nucleus olivaris accessorius medialis.	Noyau juxta-olivaire antéro-interne.	Accessory olivary nucleus.	Mezaĵa kerno de l'akcesora olivo.
Nucleus olivaris accessorius dorsalis.	Noyau juxta-olivaire postéro-externe.		Dorsa kerno de l'akcesora olivo.
Tractus solitarius.	Faisceau solitaire.	Funiculus solitarius.	Soleca traktuso.
Stratum interolivare.	Couche intermédiaire des olives.		Interoliva stratumo
Decussatio lemniscorum.	Décussation du ruban de Reil.	Decussation of the fillet.	Interkruciĝo de la lemniskoj.
Ventriculus quartus.	*Quatrième ventricule.*	*Fourth Ventricle.*	*Kvara Ventriklo.*
(Sinus rhomboidalis.)	(Ventricule du cervelet.)		
Fossa rhomboidea.	Plancher du IVᵉ ventricule.	Fossa rhomboidalis or Floor.	Rombojda foveo.
Pars inferior fossae rhomboideae.	Calamus scriptorius.	Calamus scriptorius.	Kalamus-skriptorio.
Striae medullares.	Stries acoustiques (barbes du calamus scriptorius).	Striae medullares seu acusticae.	Strioj mjelaj.
Eminentia medialis.	Faisceaux intermédiaires ou latéraux (funiculus teres).	Funiculus teres.	Mezaĵa eminanco.
Trigonum n. hypoglossi.	Aile blanche interne.	Trigonum hipoglossi.	Triangulo de l'n. hipoglosa.
Fovea superior.	Fossette antérieure.	Superior fovea.	Supra foveo.
Locus caeruleus.	Locus caeruleus (tache bleue, substance ferrugineuse).	Substantia ferruginea.	Dubenigra loko.
Ala cinerea.	Aile grise (aile cendrée, fovea post., trigone du n. glos. pharyng., du pneumog.).	Ala cinerea.	Cindreca flugilo.
Area acustica.	Aile blanche externe (trigone de l'acoustique.)	Trigonum acustici.	Triangulo de l'n. akustika.
Velum medullare posterius.	Valvule de Tarin.	Inferior medullary velum.	Posta mjela vualo.
Apertura medialis ventriculi quarti.	Trou de Magendie.	Foramen of Magendie.	Mezaĵa malfermo de l'kvara ventriklo.
Obex.	Verrou.	Obex (Bolt).	Obekso.
Taenia ventriculi IV.	Taenia (ligula, ponticulus).	Taenia or Ligula.	Tenio de l'kvara ventriklo.

Recessus lateralis.	Recessus ou diverticules latéraux.	Lateral recess.	Flanka receso.
Apertura lateralis ventriculi quarti.	Trou de Luschka.		Flanka malfermo de l'kvara ventriklo.
METENCEPHALON.	**METENCÉPHALE.**		**METENCEFALO.**
Pons.	*Protubérance annulaire.* (Pont de Varole).	*Pons Varolii.*	*Ponto.*
Brachium pontis.	Pedoncules cérébelleux moyens.	Middle crus or peduncle of the cerebellum.	Brako de l'ponto.
Lemniscus.	Ruban de Reil.	Fillet.	Lemnisko.
Lemniscus medialis.	Zone sensitive.	Mesial fillet.	Mezaja lemnisko.
Lemniscus lateralis.	Zone acoustique.	Lower fillet.	Flanka lemnisko.
Brachium conjonctivum cerebelli.	Pédoncule cérébelleux sup.	Superior peduncle of the cerebellum.	Kuniga brako de l'cerbeto.
Velum medullare anterius.	Valve de Vieussens (voile médullaire ant.).	Valve of Vieussens.	Antaŭa mjela vualo.
Cerebellum.	*Cervelet.*	*Cerebellum.*	*Cerbeto.*
Vallecula.	Scissure médiane (vallée de Reil).	Vallecula.	Valeto.
Incisura posterior.	Incisure marsupiale.	Posterior cerebellar notch.	Posta incizuro.
Sulcus horizontalis cerebelli.	Sillon circonférentiel.	Anterior cerebellar notch.	Horizontala sulko de l'cerbeto.
Fissura transversa cerebelli.	Grand sillon supérieur.	Great horizontal fissure.	Transversa fendo de l'cerbeto.
Vincula lingulae.	Frein de la lingula.	Frenulum lingulæ.	Bridilo de la lingulo.
Monticulus.	Eminence du vermis sup.	Monticulus.	Monteto.
Folium vermis.	Bourgeon terminal du lobe semi-lunaire.	Folium cacuminis.	Folio de l'vermo.
Nidus avis.	Nid de pigeon ou d'hirondelle.	Bird's nest.	Birda nesto.
Corpus medullare.	Centre médullaire.		Mjela korpo.
Arbor vitae.	Arbre de vie.	Arbor vitae.	Arbo de l'vivo.
CEREBRUM.	**CERVEAU.**	**BRAIN.**	**CERBO.**
MESENCEPHALON.	**MÉSENCÉPHALE**	**MESENCEPHALON OR MID BRAIN.**	**MEZENCEFALO.**
Facies convexa cerebri.	Face supérieure.		Konveksa surfaco de l'cerbo.
Basis cerebri.	Face infér. ou Base.		Bazo de l'cerbo.
Pedunculus cerebri.	*Pédoncule cérébral.*	*Cerebral peduncle.*	*Cerba pedunklo.*
Sulcus lateralis.	Sillon latéral de l'isthme.		Flanka sulko.
Fossa interpeduncularis.	Fosse de Tarin (espace, trigone ou fosse interpédunculaire).	Fossa Tarini.	Foveo interpedunkla.

Recessus posterior.	Recessus post. de Retzius (foramen cæcum).	Posterior recess	Posta receso.
Substantia perforata posterior.	Substance ou lame perforée post.	Posterior perforate space.	Posta traborita substanco.
Tegmentum.	Calotte.	Tegmentum.	Tegmento.
Fasciculus longitudinalis.	Fibres commissurales longitudinales.	Fasciculus longitudinalis medialis	Mezaĵa laŭlonga fasko.
Nucleus ruber.	Noyau rouge de la calotte.	Red nucleus.	Ruĝa kerno.
Substantia nigra.	Locus niger.	Substantia nigra.	Nigra substanco.
Basis pedunculi.	Pied du pédoncule.	Pes or basis pedunculi.	Pedunkla bazo.
Corpora quadrigemina.	*Tubercules quadrijumeaux.*	*Quadrigeminal bodies.*	*Kvargemelaj korpoj.*
Lamina quadrigemina.	Lame quadrijumelle.	Quadrigeminal lamina.	Kvargemela lameno.
Colliculus superior.	Tubercule ant. (nates).	Upper or anterior quadrigeminal bodies.	Supra monteto.
Colliculus inferior.	— post. (testes).	Lower or posterior quadrigeminal bodies.	Suba monteto.
Brachium quadrigeminum sup.	Bras conjonctival ant.	Upper brachium.	Supra kvargemela brako.
Brachium quadrigeminum inferius.	— — post.	Lower brachium.	Suba —
Stratum zonale.	Stratum zonale.	Stratum zonale, superficial white layer.	Zonal-stratumo.
Stratum griseum.	Substance grise du tubercule.	Stratum cinereum, Grey cap.	Griza stratumo.
Aquaeductus cerebri.	Aqueduc de Sylvius.	Aqueduct of Sylvius.	Akvokonduko de l'cerbo.
PROSENCEPHALON.	**PROSENCÉPHALE.**	**PROSENCÉPHALON.**	**PROSENCEFALO.**
DIENCEPHALON.	**DIENCÉPHALE.**	**DIENCÉPHALON.**	**DIENCEFALO.**
Ventriculus tertius.	*Troisième ventricule.*	*Third ventricle.*	*Tria ventriklo.*
Aditus ad aquaeductum cerebri.	Orifice de l'aqueduc de Sylvius (anus).	Aditus ad Sylvian aqueduct.	Alirejo al akvokonduko cerba.
Sulcus hypothalamicus.	Sillon de Monro (hypothalamique).	Subthalamic groove.	Hipotalama sulko.
Massa intermedia.	Diverticule préchiasmatique.	Massa intermedia.	Intera maso.
Recessus infundibuli.	Recessus infundibulaire.	Infundibular recess.	Receso de l'infundiblo.
Recessus triangularis.	Vulve.		Triangula receso.
THALAMENCEPHALON.	**THALAMENCÉPHALE.**	**THALAMENCEPHALON.**	**TALAMENCEFALO.**
Thalamus.	*Couche optique.*	*Optic thalami.*	*Talamo.*
Pulvinar.	Pulvinar (tubercule post.).	Pulvinar or posterior tubercle.	Pulvinaro.
Tuberculum anterius.	Tubercule antérieur (corpus album subrotundum).	Anterior tubercle.	Antaŭa tubero.

Metathalamus.	*Metathalamus.*	*Metathalamus.*	*Metatalamo.*
Corpora geniculata.	Corps genouillés.	Geniculates bodies.	Genuecaj korpoj.
Epithalamus.	*Epithalamus.*	*Epithalamus.*	*Epitalamo.*
Corpus pineale.	Glande pinéale (épiphyse, conarium, habena, penis cerebri).	Pineal body or gland.	Pineala korpo.
Recessus pinealis.	Ventricule de la gl. pinéale.	Pineal recess.	Pineala receso.
Recessus suprapinealis.	Diverticulum supérieur.	Suprapineal recess.	Suprapineala receso.
Habenula.	Habenula (stria medullaris, rênes, freins ou pédoncules de la gl. pinéale).	Habenula.	Habenulo.
Stria medullaris.	Strie médullaire (tœnia thalami).	Stria medullaris.	Mjela strio.
Commissura habenularum.	Commissure interhabénulaire.	Commissura habenularum.	Komisuro de l'habenuloj.
Nucleus habenulae.	Ganglion de l'habenula.	Ganglion of the habenula.	Habenula kerno.
Fasciculus retroflexus.	Faisceau descendant de Meynert.	Meynert's bundle.	Refleksita fasko.
Hypothalamus.	*Hypothalamus.*	*Subthalamic tegmental region.*	*Hipotalamo.*
Corpus mamillare.	Tubercule mamillaire.	Corpora albicantia or mamillaria.	Mamojdaj korpoj.
Infundibulum.	Tige pituitaire.	Infundibulum.	Infundiblo.
Hypophysis.	Glande pituitaire (hypophyse).	Pituitary body.	Hipofizo.
Lobus anterior.	Lobe glandulaire.	Anterior lobe.	Antaŭa lobo.
Lobus posterior.	Lobe nerveux ou cérébral.	Posterior lobe.	Posta lobo.
Tractus opticus.	Bandelette optique.	Optic tracts.	Optika trakluso.
Chiasma opticum.	Chiasma des nerfs optiques.	Optic commissure or chiasma.	Optika kiasmo.
Lamina terminalis.	Lamelle grise optique (bandelette terminale).	Lamina cinerea.	Fina lameno.
Nucleus hypothalamicus.	Corps de Luys.	Nucleus of Luys.	Hipotalama kerno.
Commissura superior.	Commissure de Meynert.	Meynert's commissure.	Supra komisuro.
Commissura inferior.	Commissure de Gudden.	Gudden's commissure.	Suba komisuro.
Fasciculus thalamomamillaris.	Faisceau de Vicq d'Azyr.	Bundle of Vicq d'Azyr.	Talamomamojda fasko.
Fasciculi pedunculomamillares.	Faisceau de la calotte.		Pedunklomamojdaj faskoj.
TELENCEPHALON.	**TÉLENCÉPHALE.**	**TELENCEPHALON.**	**TELENCEFALO.**
Pallium.	*Manteau.*	*Pallium.*	*Mantelo.*
Fissura longitudinalis cerebri.	Scissure interhémisphérique.	Great longitudinal fissure.	Cerba laŭlonga fendo.
Scissura transversa cerebri.	Grande fente cérébrale de Bichat.	Transverse fissure.	Cerba transversa fendo.
Fossa cerebri lateralis.	Fosse de Sylvius.		Flanka cerba foveo.

Fissura cerebri lateralis.	Scissure de Sylvius.	Fissure of Sylvius.	Flanka cerba fendo.
Gyri transitivi.	Plis de passage.	Annectent gyri.	Transiraj giroj.
Lobus frontalis.	*Lobe frontal.*	*Frontal lobe.*	*Frunta lobo.*
Sulcus praecentralis.	Sillon prérolandique.	Precentral transverse sulcus.	Antaŭcentra sulko.
Gyrus centralis anterior.	Circonv. frontale ascendante (quatrième frontale, circonv. prérolandique, circ. centrale ant.).	Ascending frontal gyrus.	Antaŭa centra giro.
Lobulus paracentralis.	Lobule paracentral (lobule ovalaire).	Paracentral or ovale lobule.	Paracentra lobeto.
Gyrus frontalis superior.	1ʳᵉ circonv. frontale (circonv. frontale sup.).	First frontal gyrus.	Supra frunta giro.
Sulcus frontalis superior.	1ᵉʳ sillon frontal.	Superior frontal sulcus.	Supra frunta sulko.
Sulcus olfactorius.	Sillon olfactif-orbit. interne.	Olfactory sulcus.	Olfakta sulko.
Gyrus rectus.	Portion orbitaire de la première frontale.	Gyrus rectus.	Rekta giro.
Gyrus frontalis medius.	2ᵉ circonv. frontale.	Second frontal gyrus.	Meza frunta giro.
Sulcus frontalis inferior.	2ᵉ sillon frontal, orbit. externe.	Inferior frontal sulcus.	Suba frunta sulko.
Gyrus frontalis inferior.	3ᵉ circonv. frontale (circonv. de Broca).	Third frontal gyrus	Suba frunta giro.
Pars opercularis.	Pied.	Posterior part.	Operkla parto.
Pars triangularis.	Cap.	Middle part.	Triangula parto.
Pars orbitalis.	Tête.	Posterior part.	Orbita parto.
Gyri orbitales.	Portions orbitaires des trois circonv. frontales.	Orbital gyri.	Orbitaj giroj.
Sulcus orbitalis.	Sillon en H (cruciforme, triradié).	Orbital sulcus (H shaped).	Orbita sulko.
Lobus parietalis.	*Lobe pariétal.*	*Parietal lobe.*	*Parietala lobo.*
Gyrus centralis posterior.	Circonv. pariétale ascend. (3ᵉ pariét.-postrolandique).	Ascending parietal convolution.	Posta centra giro.
Lobulus parietalis superior.	Circonv. pariét. sup. (1ʳᵉ pariét.).	Superior parietal lobule.	Supra parietala lobeto.
Praecuneus.	Lobule quadrilatère (lobe carré, avant-coin).	Quadrate lobule.	Antaŭkojno.
Lobulus parietalis inferior.	Circ. pariétale inf. (2ᵉ pariét.).	Inferior parietal lobule.	Suba parietala lobeto.
Gyrus supramarginalis.	Lobule du pli courbe (lobule marginal, pli supra-marginal).	Supramarginal convolution.	Supramarĝena giro.
Gyrus angularis.	Lobule angulaire (pli courbe).	Angular gyrus.	Angula giro.
Sulcus interparietalis.	Sillon interpariétal (sillon pariétal, intra-pariétal).	Intraparietal sulcus.	Interparietala sulko.

Lobus temporalis.	*Lobe temporal (temporo-sphénoïdal).*	*Temporal lobe.*	*Tempia lobo.*
Gyri transversi temporales.	Plis de passage temporaux.	Transverse temporal gyri.	Transversaj tempiaj giroj.
Gyrus temporalis superior.	1re circonv. temporale (temp. sup.).	Superior temporal gyrus.	Supra tempia giro.
Sulcus temporalis superior.	1er sillon temporal (s. parallèle).	Superior temporal sulcus.	Supra tempia sulko.
Gyrus temporalis medius.	2e circonv. temporale (moyenne).	Second temporal gyrus.	Meza tempia giro.
Sulcus temporalis medius.	2e sillon temporal (moyen).	Second temporal sulcus.	Meza tempia sulko.
Gyrus temporalis inferior.	3e circonv. temporale (inf.).	Third temporal gyrus.	Suba tempia giro.
Sulcus temporalis inferior.	3e sillon temporal (inf.).	Third temporal sulcus.	Suba tempia sulko.
Gyrus fusiformis.	4e circonv. temporale (lobule fusiforme).	Fourth temporal gyrus.	Špinilojda giro.
Fissura collateralis.	4e sillon temporal (scissure collatérale).	Collateral fissure.	Kunflanka sulko.
Gyrus fornicatus.	Grand lobe limbique.	Limbic lobe.	Forniksa giro.
Gyrus cinguli.	Lobe du corps calleux (circ. du corps calleux, lobe calleux).	Callosal gyrus.	Cingula giro.
Isthmus gyri fornicati.	Pli temporo-limbique.	Isthmus of the callosal gyrus.	Istmo de l'forniksa giro.
Gyrus hippocampi.	5e circonv. temporale ou circonvolution de l'hippocampe (uncinee, unciforme).	Hippocampal gyrus (subiculum cornu Ammonis).	Hipokampa giro.
Uncus gyri hippocampi.	Lobule de l'hippocampe (pli unciné).	Uncus.	Hoko de l'hipokampa giro.
Hippocampus.	Corne d'Ammon (Grand hippocampe).	Hippocampus major.	Hipokampo.
Fimbria hippocampi.	Fimbria (corps bordé, frangé, taenia).	Fimbria.	Hipokampa fimbrio.
Digitationes hippocampi.	Griffes ou Ongles de l'hippocampe.		Fingrajoj de l'hipokampo.
Fascia dentata hippocampi.	Corps godronné (corps denté, bordant).	Dentate gyrus.	Fascio dentita de l'hipokampo.
Fasciola cinerea.	Bandelette cendrée.	Fasciola cinerea.	Cindreca fascieto.
Nucleus amygdalae.	Noyau amygdalien.	Nucleus amygdalae.	Migdalojda kerno.
Commissura hippocampi.	Psalterium, lyre (commissure de la corne d'Ammon).	Lyra.	Hipokampa komisuro.
Lobus occipitalis.	*Lobe occipital.*	*Occipital lobe.*	*Oksipita lobo.*

Impresio petrosa.	Empreinte pétreuse.		Enpresaĵo ŝtoneca.
Gyri occipitales superiores.	1ʳᵉ circonv. occipitale.		Supraj oksipitaj giroj.
Sulci occipitales superiores.	1ᵉ sillon occipital.		Supraj oksipitaj sulkoj.
Gyri occipitales laterales.	2ᵉ, 3ᵉ circonvol. occipitales.		Flankaj oksipitaj giroj.
Sulci occipitales laterales.	2ᵉ 3ᵉ sillons occipitaux.		Flankaj oksipitaj sulkoj.
Gyrus lingualis.	5ᵉ circonv. occipitale (pli de passage occipito-hippocampique, lobule lingual).	Fifth temporal gyrus.	Langa giro.
Cuneus.	6ᵉ circonv. occipitale (coin, lobule cunéiforme).	Cuneate lobule.	Kojno.
Fissura calcarina.	Scissure calcarine (sillon du petit hippocampe, 5ᵉ sillon occipital).	Calcarine fissure.	Kalkarina fendo.
Sulcus occipitalis transversus.	Sillon occipital transverse (fente simienne).	Anterior occipital sulcus.	Transversa oksipita sulko.
Insula.	*Lobe de l'Insula* (lobule central, lobule du corps strié).	*Central lobe or Island of Reil.*	*Insulo.*
Sulcus circularis.	Sillon de Reil.	Sulcus circularis insulae.	Cirkla sulko.
Operculum.	Opercule.	Operculum.	Operklo.
Pars frontalis.	Opercule frontal.	Frontal part.	Frunta parto.
Pars parietalis.	— Fronto-pariétal.	Fronto - parietal part.	Parietala parto.
Pars temporalis.	— Temporal ou inf.	Orbital part.	Tempia parto.
Limen insulae.	Seuil de l'insula.	Threshold of island.	Sojlo de l'insulo.
Gyri insulae.	Circonvol. insulaires (plis courts, plis droits).		Giroj de l'insulo.
Gyrus longus insulae.	1ᵒ insulaire postérieure.	Postcentral lobule.	Longa giro de l'insulo.
Gyri breves.	Plis courts.	Precentral lobule.	Mallongaj giroj de l'insulo.
Claustrum.	Avant-mur (noyau taeniforme, bandelette vermiculaire).	Claustrum.	Klaŭstro.
Corpus callosum.	*Corps calleux.*	*Corpus callosum.*	*Kaloza korpo.*
Sulcus corporis callosi.	Sillon du corps calleux.	Callosal sulcus.	Sulko de l'kaloza korpo.
Sulcus cinguli.	Scissure sous-frontale (scissure calloso-marginale).	Calloso - marginal fissure.	Cingula sulko.
Pars subfrontalis.	Partie antér. (arc sus-orbitaire).	Prelimbic fissure.	Subfrunta parto.
Pars marginalis.	Partie post. (scissure festonnée, arc sous-ovalaire).	Posterior part.	Marĝena parto.

Rostrum corporis callosi.	Bec du corps calleux.	Rostrum.	Rostro de l'kaloza korpo.
Splenium corporis callosi.	Bourrelet.	Splenium.	Splenio.
Gyrus subcallosus.	Carrefour de l'hémisphère (circonv. sous - calleuse, pli sous - calleux, pédoncule du corps calleux).	Gyrus subcallosus.	Subkaloza giro.
Stria longitudinalis medialis.	Nerfs médians de Lancisi.	Mesial longitudinal striae.	Mezajaj laŭlongaj strioj.
Stria longitudinalis lateralis.	Nerfs latéraux de Lancisi (taeniae tectae, stries cachées ou couvertes).	Lateral longitudinal striae.	Flankaj laŭlongaj strioj.
Radiatio corporis callosi.	Radiations calleuses.	Radiating of the corpus callosum.	Radiaĵo de l'korpo kaloza.
Pars frontalis.	Forceps minor.	Forceps minor.	Frunta parto.
Pars occipitalis.	Forceps major.	Forceps major.	Oksipita parto.
Fornix.	*Trigone cérébral* — Voûte à trois piliers.	*Fornix.*	*Fornikso.*
Crus fornicis.	Pilier postérieur.	Posterior pillar.	Kruro de l'fornikso.
Columna fornicis.	Pilier antérieur.	Anterior pillars.	Kolonoj de l'fornikso.
Pars libera.	Bord externe.		Libera parto.
Pars tecta.	Bord interne.		Kovrita parto.
Septum pellucidum.	Cloison transparente.	Septum lucidum.	Diafana septumo.
Cavum septi pellucidi.	Ventricule de la cloison (5ᵉ ventric., sinus du septum, ventric. de Sylvius).	Ventricle of the septum.	Kavo de l' diafana septumo.
Corpus striatum.	*Corps strié.*	*Corpora striata.*	*Striita korpo.*
Nucleus caudatus.	Noyau caudé.	Nucleus caudatus.	Vosthava kerno.
Nucleus lentiformis.	Noyau lenticulaire.	Nucleus lenticularis.	Lentojda kerno.
Putamen.	Putamen (écorce, coque).	Putamen.	Putameno.
Globus pallidus.	Globus pallidus.	Globus pallidus.	Pala globo.
Capsula interna.	Capsule interne.	Internal capsule.	Interna kapsulo.
Pars frontalis.	Bras lenticulo - caudé.	Anterior segment.	Frunta parto.
Pars occipitalis.	Bras lenticulo-optique.	Posterior segment.	Oksipita parto.
Corona radiata.	Couronne rayonnante de Reil.	Corona radiata of Reil.	Radiita krono.
Pars parietalis.	Pied ou base.		Pars parietala.
Ventriculus lateralis.	*Ventricule latéral.*	*Lateral ventricle.*	*Flanka ventriklo.*
Cornu anterius.	Corne frontale.	Anterior horn.	Antaŭa korno.
Foramen interventriculare (Monroi).	Trou de Monro.	Foramen of Monro.	Truo interventrikla.
Lamina affixa.	Lame cornée.	Lamina cornea.	Alfiksita lameno.

Stria terminalis.	Bandelette demi-circulaire (taenia semi-circularis).	Stria terminalis.	Fina strio.
Cornu inferius.	Corne temporale (portion réfléchie, corne sphénoïdale).	Middle, lateral horn.	Suba korno.
Eminentia collateralis.	Eminence collatérale (accessoire du pied d'hippocampe, cuissart de Malacarne).	Eminentia collateralis.	Kunflanka eminanco.
Cornu posterius.	Corne occipitale (cavité digitale, cavité ancyroïde).	Posterior horn.	Posta korno.
Calcar avis.	Ergot de Morand (petit hippocampe).	Calcar avis.	Birda sprono.
RHINENCEPHALON.	**RHINENCÉPHALE.**	**RHINENCEFALON.**	**RINENCEFALO.**
Sulcus parolfactorius.	Sillon parolfactif.	Olfactory sulcus.	Parolfakta sulko.
Lobus olfactorius.	Circonvolution olfactive.	Olfactory lobe.	Olfakta lobo.
Tractus olfactorius.	Bandelette olfactive.	Olfactory tract.	Olfakta traktuso.
Stria medialis.	Strie olfactive interne.	Stria medialis.	Mezaja strio.
Area parolfactoria.	Carrefour olfactif.	Area of Broca.	Parolfakta sulko.
MENINGES.	**MÉNINGES.**	**MENINGES.**	**MENINGOJ.**
Dura mater encephali.	Dure-mère crânienne.	Dura mater.	Dura-matro encefala.
Falx cerebri.	Grande faux du cerveau.	Falx cerebri.	Cerba falĉilo.
Tentorium cerebelli.	Tente du cervelet.	Tentorium cerebelli.	Cerbeta tendo.
Diaphragma sellae.	Tente pituitaire (opercule de l'hypophyse, diaphragme de la selle).	Operculum of the hypophysis.	Diafragmo de l'selo.
Cavum epidurale.	Espace épidural.	Epidural space.	Epidurala kavo.
Cavum subdurale.	Espace sous-dural.	Subdural space.	Subdurala kavo.
Cavum subarachnoidale.	Espaces sous-arachnoïdiens.	Subarachnoid space.	Subaraknojda kavo.
Cisternae subarachnoidales.	Confluents sous-arachnoïdiens.	Cisternae subarachnoidales.	Subaraknojdaj cisternoj.
Cisterna cerebello-medullaris.	Lac cérébelleux supérieur.	Cisterna cerebello-medullaris.	Cerbetonjela cisterno.
Cisterna fossae lateralis cerebri.	Lac sylvien.	Cisterna fossae Sylvii.	Cisterno de l'flanka foveo de l'cerbo.
Cisterna chiasmatis.	Lac calleux.	Cisterna chiasmatis.	Cisterno de l'kiasmo.
Cisterna interpeduncularis.	Lac central.		Cisterno interpedunkla.
Granulationes arachnoidales.	Granulations de Pacchioni.	Pacchionian granulations.	Araknojdaj grajnoj.

Lamina chorioidea epithelialis.	Lame choroïdienne épithéliale (épithélium épendymaire recouvrant les plexus choroïdes).		Koriojda epitelia lameno.
SYSTEMA NERVORUM. PERIPHERICUM.	**SYSTÈME NERVEUX. PÉRIPHÉRIQUE.**	**CEREBRO - SPINAL NERVES.**	**PERIFERA NERVARO.**
NERVI CEREBRALES.	**NERFS CRÂNIENS.**	**CRANIAL NERVES.**	**CERBAJ NERVOJ.**
N. OLFACTORII.	**NERFS OLFACTIFS.**	**OLFACTORY N.**	**OLFAKTAJ NERVOJ.**
N. OPTICUS.	**NERF OPTIQUE.**	**OPTIC N.**	**OPTIKΔ NERVO.**
N. OCULOMOTORIUS.	**N. MOTEUR OCULAIRE COMMUN.**	**OCULOMOTOR N.**	**N. OKULMOVA.**
N. TROCHLEARIS·	**N. PATHÉTIQUE.**	**TROCHLEAR N.**	**N. TROKLEA.**
N. TRIGEMINUS.	**N. TRIJUMEAU.**	**TRIFACIAL N.**	**N. TRIGEMELA.**
N. ophthalmicus.	*Branche ophtalmique de Willis.*	*Ophtalmic N.*	*N. oftalmika.*
N. tentorii.	Nerf récurrent d'Arnold ou de la tente du cervelet.	Nervus tentorii.	N. tenda.
N. nasociliaris.	N. nasal.	Nasal N.	N. nazociliara.
N. ethmoidalis anter.	Filet sphéno-ethmoïdal.	Ethmoidal N.	N. etmojda antaŭa
N. ethmoidalis poster.	id.		N. etmojda posta.
Ganglion ciliaire.	*Ganlion ophtalmique.*	*Ciliary or lenticular ganglion.*	*Ganglio ciliara.*
N. maxillaris.	*N. maxillaire supérieur.*	*Superior maxillary N.*	*N. maksela.*
N. zygomaticus.	N. orbitaire.	Orbital branch.	N. zigoma.
Ramus zygomaticotemporalis.	Rameau temporo-malaire.	Temporal branch.	Branĉo zigomotempia.
Ramus zygomaticofacialis.	Filet malaire.	Malar branch.	Branĉo zigomofaca.
N. canalis pterygoidei.	Nerf vidien.	Vidian N.	N. de l'kanalo pterigojda.
N. petrosus profundus.	Grand nerf pétreux prof.	Great petrosal N.	N. ŝtoneca profunda.
N. mandibularis.	*N. maxillaire inf.*	*Inferior maxillary N.*	*N. mandibula.*
N. spinosus.	Rameau récurrent du maxillaire inf.	Recurrent branch.	N. dorna.
N. buccinatorius.	N. temporo-buccal.	Buccal N.	N. buksinatora.
N. tensoris veli palatini.	N. du péristaphylin ext.	Tensor palati N.	N. de l'streĉanto de la palatvualo.
N. tensoris tympani.	N. du muscle int. du marteau.	Tensor tympani N.	N. de l'streĉanto de la timpano.
N. ABDUCENS.	**N. MOTEUR OCUL. EXTERNE.**	**ABDUCENT N.**	**N. ABDUKTORA.**
N. FACIALIS.	**N. FACIAL.**	**FACIAL N.**	**N. FACA.**
N. Stapedius.	N. du muscle de l'étrier.	Branch to the stapedius muscle.	N. piedinga.

N. ACUSTICUS.	**N. ACOUSTIQUE.**	**AUDITORY N.**	**N. AKUSTIKA.**
N. GLOSSOPHA-RYNGEUS.	**N. GLOSSOPHA-RYNGIEN.**	**GLOSSOPHARYN-GEAL N.**	**N. GLOSOFARIN-GA.**
Ganglion superius.	Ganglion d'Ehren-ritter.	Jugular ganglion.	Ganglio supra.
Ganglion petrosum.	Ganglion d'An-dersch.	Petrosal ganglion.	Ganglio ŝtoneca.
N. tympanicus.	N. de Jacobson.	Tympanic branch.	N. timpana.
Intumescentia tym-panica.	Glande tympani-que.	Tympanic gland.	Intumesko timpa-na.
N. VAGUS.	**N. PNEUMOGAS-TRIQUE.**	**PNEUMOGASTRIC N.**	**N. VAGA.**
Ganglion nodosum.	Ganglion plexifor-me.	Ganglion of the trunk	Ganglio nodeca.
N. depressor.	N. de Cyon.	Depressor N.	N. subpremanta.
N. ACCESSORIUS.	**N. SPINAL.**	**SPINAL ACCESSO-RY N.**	**AKCESORANER-VO.**
N. HYPOGLOSSUS.	**N. HYPOGLOSSE.**	**HYPOGLOSSAL N.**	**N. HIPOGLOSA.**
N. SPINALES.	**N. RACHIDIENS.**	**SPINAL NERVES.**	**N. SPINAJ.**
PLEXUS CERVI-CALIS.	**PLEXUS CERVI-CAL.**	**CERVICAL PLE-XUS.**	**KOLA PLEKSO.**
N. occipitalis minor.	Branche mastoï-dienne du plexus cervical.	Small occipital N.	N. oksipita mal-granda.
N. auricularis ma-gnus.	Branche auriculaire du plexus cervical.	Great auricular N.	N. orela granda.
N. cutaneus colli.	Branche cervicale transverse.	Superficial cervical N.	N. haŭta de la kolo.
PLEXUS BRA-CHIALIS.	**PLEXUS BRA-CHIAL.**	**BRACHIAL PLE-XUS.**	**BRAKA PLEKSO.**
N. dorsalis scapu-lae.	N. de l'angulaire et du rhomboïde.	Branch for the rhomboid muscles.	N. dorsa de l'ŝultro.
N. thoracalis lon-gus.	N. du grand den-telé.	Posterior thoracic N.	N. toraka longa.
N. thoracales ante-riores.	N. du grand et du petit pectoral.	Anterior thoracic N.	N. torakaj antaŭaj.
N. subclavius.	N. du sous-clavier.	N. of the subclavius muscle.	N. subklavikla.
N. subscapulares.	1° Branche sup. du sous-scapulaire. 2° Branche inf. id. 3° N. du grand rond.	Upper nerve. Upper nerve. Lower subscapular N.	N. subskapolaj.
N. thoracodorsalis.	N. du grand dorsal.	Middle subscapular N.	N. torakodorsa.
N. axillaris.	N. circonflexe.	Circumflex N.	N. aksela.
N. cutaneus brachii medialis.	N. brachial cutané int.	Small internal cuta-neous N.	N. haŭta braka me-zaĵa.
N. ulnaris.	*N. cubital.*	*Ulnar N.*	*N. ulna.*
PLEXUS LUMBA-LIS.	**PLEXUS LOMBAI-RE.**	**LUMBAR PLEXUS.**	**LUMBA PLEKSO.**
N. iliohypogas-tricus.	Gr. nerf abdomino-génital.	*Ilio-hypogastric N.*	*N. iliohipogas-tra.*
N. ilioinguinalis.	P. nerf abdomino-génital.	*Ilio-inguinal N.*	*N. ilioingvena.*

N. genitofemoralis.	*N. génitocrural.*	*Genito-crural N.*	*N. generofemura.*
N. lumboinguinalis.	Branch ext. ou crurale.	Crural branch.	N. lumboingvena.
N. spermaticus externus.	Branch. int. ou génitale.	Genital branch.	N. sperma malinterna.
N. cutaneus femoris lateralis.	*N. femoro-cutané.*	*External cutaneous N.*	*N. haŭta femura flanka.*
N. femoralis.	*N. crural.*	Anterior crural or femoral N.	*N. femura.*
Rami cutanei anteriores.	N. musculo-cutané ext.	Middle cutaneous N.	Antaŭaj haŭtaj branĉoj.
N. saphenus.	N. saphène int.	Internal saphenous N.	N. safena.
Ramus infrapatellaris.	Branche rotulienne.	Patellar branch.	Branĉo subpatela.
Rami cutanei cruris mediales.	Branche jambière.	Cutaneous branches.	Branĉoj haŭtaj femuraj mezaĵaj.
PLEXUS SACRALIS.	**PLEXUS SACRÉ.**	**SACRAL PLEXUS.**	**SAKRA PLEKSO.**
N. cutaneus femoris posterior.	Petit nerf sciatique.	Small sciatic N.	Posta haŭta nervo de l'femuro.
N. Ischiadicus.	*Grand nerf sciatique.*	*Great sciatic N.*	*Iskinervo.*
N. peronaeus communis.	N. sciatique poplité.	External poplital or peroneal N.	N. fibula komuna.
Rami musculares.	N. du jambier ant.	Recurrent articular N.	Branĉoj muskolaj.
N. cutaneus surae lateralis.	Branche cutanée péronière.	Lateral cutaneous branch.	N. haŭta flanka de l'suro.
Ramus anastomoticus peronaeus.	N. saphène péronier.	Peroneal communicating branch.	Branĉo anastomoza fibula.
N. peronaeus superficialis.	N. musculo-cutané.	Musculo-cutaneous N.	N. fibula surfaca.
N. cutaneus dorsalis medialis.	N. pédieux ant.	Cutaneous branches.	N. haŭta dorsa mezaĵa.
N. peronaeus profundus.	N. tibial antér.	Anterior tibial N.	N. fibula profunda.
Rami musculares.	Branche interne.	Internal branch.	Branĉoj muskolaj.
N. digitales dorsales hallucis laterales et digiti secundi.	Branche externe.	External branch.	N. fingraj dorsaj flankaj de l'halukso kaj de la dua fingro.
N. tibialis.	N. sciatique poplité int.	Internal popliteal N.	N. tibia.
N. interosseus cruris.	Rameau de l'interrosseux de la jambe.	Muscular branches.	N. interosta de l'kruro.
N. cutaneus surae medials (N. suralis).	N. saphène ext. ou saphène tibial ou (N. sural).	External or Short saphenous N.	N. haŭta mezaĵa de l'suro (N. sura, Suranervo).
PLEXUS PUDENDUS.	**PLEXUS GÉNITAL OU HONTEUX.**	**PLEXUS PUDENDUS.**	**PLEKSO HONTEMA.**
N. pudendus.	N. honteux interne.	Pudic N.	N. hontema.
PLEXUS COCCYGEUS.	**PLEXUS SACRO-COCCYGIEN.**	**COCCYGEAL PLEXUS.**	**PLEKSO KOKSIZA.**
N. N. anococcygei.		Fifth sacral N.	N. koksizoanusa.

SYSTEMA NERVORUM SYMPATHICUM.	SYSTÈME DU GRAND SYMPATHIQUE.	SYMPATHETIC NERVES.	SIMPATIKA NERVARO.
Pars cervica et cephalica.	Sympatique cervical.	Cervical part of the gangliated cord.	Parto kola kaj cefalika.
Ganglion cervicale inferius.	Ganglion de Wrisberg.	Lower cervical ganglion.	Ganglio cervika suba.
Ansa subclavia.	Anse de Vieussens.	Ansa subclavia Vieussenii.	Anco subklavikla.
N. splanchnicus minor.	N. petit splanchnique.	Smallest splanchnic N.	N. splanknika malgranda.
Ramus renalis (ou N. splanchnicus minimus).	N. rénal postérieur (N. 3ᵉ splanchnique).	Smallest splanchnic N. (or Nervus renalis post.).	Branĉo rena. N. splanknika plejmalgranda.
Plexus coeliacus.	Plexus solaire.	Solar plexus.	Plekso celiaka.

VI. — SPLANCHNOLOGIA.

APPARATUS DIGESTORIUS.	APPAREIL DIGESTIF.	ORGANS OF DIGESTION.	DIGESTA APARATO.
CAVUM ORIS.	**CAVITÉ BUCCALE.**	**THE MOUTH.**	**KAVO BUŜA.**
Corpus adiposum buccae.	Boule graisseuse de Bichat.		Grasa korpo de l'buŝo.
Palatum durum.	Voûte palatine.	Hard palate.	Malmola palato.
Palatum molle.	Voile du palais.	Soft palate.	Palatvualo.
Papilla incisiva.	Tubercule palatin.	Incisiva pad.	Papilo inciziva.
Glandula lingualis anterior.	Glande de Blandin.	Gland of Blandin.	Glandeto langa antaŭa.
Ductus sublingualis major.	Canal de Bartholin.	Duct of Bartholin.	Granda sublanga kanalo.
Ductus sublinguales minores.	Canaux de Rivinus.		Malgrandaj sublangaj kanaloj.
Glanda parotis.	Parotide.	Parotid gland.	Glando parotida.
Processus retromandibularis.	Prolongement massétérin.	Glandula socia parotidis.	Procezo postmandibula.
Ductus parotideus.	Canal de Sténon.	Parotid or Stensen's duct.	Parotida kanalo.
Ductus submaxillaris.	Canal de Wharton.	Wharton's duct.	Kanalo submaksela.
Dentes.	*Dents.*	*Teeth.*	*Dentoj.*
Collum dentis.	Collet.	Neck.	Denta cerviko.
Canalis radicis dentis.	Canal radiculaire.		Kanalo de l'radiko denta.
Foramen apicis dentis.	Trou basilaire.		Truo de l'denta pinto.
Substantia eburnea.	Ivoire.	Ivory.	Substanco eburna
Substantia adamantina.	Email.	Enamel.	Emajlo.
Cuticula dentis.	Cuticule de l'émail.	Enamel cuticle or Nasmyth's membrane.	Kutiklo denta.
Arcus dentalis.	Arcade dentaire.	Dental arch.	Arko denta.
Dentes praemolares.	Prémolaires ou Bicuspides.	Bicuspids teeth.	Antaŭmuelaj dentoj.
Dens serotinus.	Dent de sagesse.	Wisdom tooth.	Dento malfrua.

Dentes decidui.	Dents de lait.	Temporary or Milk teeth.	Dentoj kadukaj.
Lingua.	*Langue.*	*Tongue.*	*Lango.*
Plica fimbriata.	Pli frangé.	Plica fimbriata.	Franĝa faldo.
Papillae vallatae.	Papilles caliciformes.	Circumvallatae papillae.	Papiloj kalikformaj.
Foramen caecum linguae.	Trou borgne.	Foramen caecum.	Truo blinda de la lango.
M. longitudinalis superior.	M. lingual supér.	Superficial lingual M.	M. laŭlonga supra.
M. longitudinalis inf.	M. lingual inf.	Inferior lingual M.	M. laŭlonga suba.
Fauces.	*Gorge, gosier.*	*Fauces or throat.*	*Gorĝo.*
Arcus glossopalatinus.	Pilier antérieur.	Anterior palatine arch.	Arko glosopalata.
Arcus pharyngopalatinus.	Pilier postérieur.	Posterior palatine arch.	Arko faringopalata.
Plica salpingopalatina.	Sillon salpingopalatin.		Faldo salpingopalata.
Fossulae tonsillares.	Cryptes amygdaliens.	Crypts of the tonsil.	Fovcetoj tonsilaj.
M. levator veli palatini.	Péristaphylin interne.	Levator palati M.	M. levanta la palatvualon.
M. tensor veli palatini.	Péristaphylin externe.	Circumflexus or Tensor palati M.	M. streĉanta la palatvualon.
M. uvulae.	Palatostaphylin.	Azygos uvulae M.	M. uvula.
M. glossopalatinus.	M. glossostaphylin.	Palato-glossus M.	M. glosopalata.
M. pharyngopalatinus.	Pharyngostaphylin.	Palato-pharyngeus M.	M. faringopalata.
Pharynx.	*Pharynx.*	*Pharynx.*	*Faringo.*
Fornix pharyngis.	Voûte du pharynx.		Fornikso faringa.
Ostium faringeum tubae.	Orifice tubaire.	Eustachian orifice.	Malfermeto faringa de la tubo.
Plica salpingopharyngea.	Sillon salpingopharyngien.	Plica salpingo-pharyngea.	Faldo salpingofaringa.
Recessus pharyngeus.	Fossette de Rosenmüller.	Lateral recess of the pharynx.	Receso faringa.
Fascia pharyngobasilaris.	Tunique fibreuse.		Fascio faringobazilara.
Tonsilla pharyngea.	Amygdales pharyngiennes.	Pharyngeal tonsil.	Tonsilo faringa.
M. constrictor pharyngis sup.	Constricteur sup. du pharynx.	Superior constrictor M.	M. supra stringanta la faringon.
M. pterygopharyngeus.	Faisceau ptérygoïdien du constricteur sup.	Pterygo-pharyngeus M.	M. pterigofaringa.
M. buccopharyngeus.	Faisceau ptérygomaxillaire.		M. buŝofaringa.
M. mylopharyngeus.	Faisceau mylohyoïdien.		M. milofaringa.
M. glossopharyngeus.	Faisceau lingual.		M. glosofaringa.
M. salpingopharyngeus.	Portion pharyngotonsillaire du stylopharyngien.		M. salpingofaringa.
M. constrictor pharyngis inferior.	M constricteur inf. du pharynx.	Inferior constrictor M.	M. suba stringanta la faringon.

M. thyreopharyngeus.	Faisceau thyréopharyngien.		M. tireofaringa.
M. cricopharyngeus.	Faisceau cricopharyngien.		M. krikofaringa.
ŒSOPHAGUS.	**ŒSOPHAGE.**	**GULLET OR ŒSOPHAGUS.**	**EZOFAGO.**
VENTRICULUS (GASTER).	**ESTOMAC.**	**STOMACH.**	**STOMAKO.**
Antrum cardiacum.	Antre cardiaque.	Antrum cardiacum.	Kardia vestiblo.
Antrum pyloricum.	Vestibule pylorique.	Small cul-de-sac.	Pilora vestiblo.
Areae gastricae.	Saillies mamelonnées de la muqueuse.	Pointed process.	Stomakaj areoj.
Foveolae gastricae.	Fossettes situées au sommet des mamelons de la muqueuse.	Mouths of the tubular glands.	Stomakaj foveetoj.
Plicae gastricae.	Villosités stomacales.	Rudimentary villi.	Stomakaj faldoj.
INTESTINUM TENUE.	**INTESTIN GRÊLE.**	**SMALL INTESTINE.**	**MALDIKA INTESTO.**
Plicae circulares.	Valvules conniventes.	Valvulæ conniventes.	Cirklaj faldoj.
Gl. intestinales.	Gl. de Lieberkühn.	Crypts of Lieberkühn.	Glandetoj intestaj
Noduli lymphatici solitarii.	Follicules solitaires.	Solitary glands.	Folikloj limfaj malarigitaj.
Noduli lymphatici aggregati.	Follicules agminés (plaques de Peyer).	Agminated glands or Peyer's patches.	Folikloj limfaj arigitaj.
Flexura duodeni superior.	1re courbure ou angle supérieur du duodénum.		Fleksajo suprá de l'duodeno.
Papilla duodeni.	Caroncule de Santorini ou tubercule de Vater.		Duodena papilo.
Plica longitudinalis duodeni.	Pli vertical ou frein de la caroncule.		Faldo laŭlonga de l'duodeno.
Gl. duodenales.	Glandes de Brunner.	Brunner's glands.	Duodenaj glandetoj.
Intestinum tenue mesenteriale.	Intestin mésentérique.		Maldika mesentera intesto.
INTESTINUM CRASSUM.	**GROS INTESTIN.**	**LARGE INTESTINE.**	**DIKA INTESTO.**
Intestinum caecum.	*Caecum.*	*Caecum.*	*Cekumo.*
Valvula coli.	Valvule iléale.	Ileo-colic or ileo-cæcal valve.	Klapo kojlona.
Labium superius.	Lèvre supér. Pli sup. Valve iléo-colique.	Upper segment or fold.	Supra lipo.
Labium inferius.	Lèvre inf. Pli inf. Valve iléo-cæcale.	Lower segment.	Suba lipo.
Frenula valvulae coli.	Freins ou Rênes de Morgagni.	Retinacula.	Bridiloj de l'kojlona klapo.
Processus vermiformis.	Appendice vermiculaire.	Vermiform appendix.	Apendico vermojda.

Colon.	*Côlon.*	*Colon.*	*Kojlono.*
Flexura coli dextra.	Angle hépatique.	Hepatic flexure.	Fleksajo dekstra de l'kojlono.
Flexura coli sinistra.	Angle splénique.	Splenic flexure.	Fleksajo maldekstra de l'kojlono.
Colon sigmoideum.	*Anse sigmoïde ou S iliaque.*	*Sigmoid colon or flexure.*	*Sigmojda Kojlono.*
Haustra coli.	Bosselures du côlon.	Sacculi of colon.	Ĝibaĵoj de l'kojlono.
Taenia mesocolica.	Bandelette postéro-ext.		Tenio mesokojlona.
Taenia omentalis. .	Bandelette antérieure.		Tenio omenta.
Taenia libera.	Bandelette postéro-int.		Tenio libera.
Intestinum rectum.	*Rectum.*	*Rectum.*	*Rektumo.*
Plicae transversales recti.	Valvules du rectum.	Valves of the rectum.	Faldoj transversaj de l'rektumo.
Annulus hemorrhoidalis.	Pourtour de l'anus.		Ringo hemorojda.
PANCREAS.	**PANCRÉAS.**	**PANCREAS.**	**PANKREASO.**
Processus uncinatus.	Crochet du pancréas ou pancréas de Winslow.	Pancreatic duct or of Wirsung.	Procezo hokojda.
Ductus pancreaticus.	Canal de Wirsung.		Kanalo pankreasa.
HEPAR.	**FOIE.**	**LIVER.**	**HEPATO.**
Fossa vesicae felleae.	Fossette cystique.	Fossa of the gallblader.	Foveo de la galveziketo.
Fossa venae cavae.	Gouttière de la veine-cave.	Fissure or fossa of the vena cava.	Foveo de la kavvejno.
Fossa venae umbilicalis.	Sillon de la veine ombilicale.	Umbilical fissure.	Foveo de la umbilika vejno.
Fossa ductus venosi.	Sillon du canal veineux.	Fissure for the ductus venosus.	Foveo de la vejna kanalo.
Ligamentum venosum.	Ligament d'Aranzi.	Round ligament.	Ligamento vejna.
Porta hepatis.	Hile du foie.	Porta hepatis.	Hepata porto.
Lobus caudatus.	Lobe de Spiegel.	Caudate or tailed lobe.	Lobo vostojda.
Processus papillaris.	Tubercule papillaire.	Tuber papillare.	Procezo papilojda.
Processus caudatus.	Tubercule caudé.		Procezo vostojda.
Capsula fibrosa.	Capsule de Glisson.	Capsule of Glisson.	Fibreca ŝelo.
APPARATUS RESPIRATORIUS.	**APPAREIL RESPIRATOIRE.**	**RESPIRATORY ORGANS.**	**SPIRA APARATO.**
NASUS.	**NEZ.**	**NOSE.**	**NAZO.**
Cavum nasi.	*Fosses nasales.*	*Nasal fossae,*	*Naza kavo.*
Limen nasi.	Limen nasi.	Limen vestibuli.	Limen-nazo.
Agger nasi.	Agger nasi.	Agger nasi.	Agger-nazo.
Sinus paranasales.	Sinus de la face.	Sinus paranasales.	Sinusoj paranazaj.
Sinus maxillaris.	Antre d'Higmore.	Sinus maxillaris.	Sinuso maksela.
Hiatus semilunaris.	Hiatus semi-lunaire.	Hiatus semi-lunaris.	Duonluna malfermeto.
Nasus externus.	*Nez extérieur.*	*Nose.*	*Nazo ekstera.*

Apex nasi.	Apex ou racine du nez.	Root.	Naza supro.
Cartilago alaris major.	Cartilage de l'aile du nez.	Cartilage of the aperture.	Kartilago granda de l'flugilo.
Crus mediale.	Branche interne ou cartilage mobile de la sous-cloison.	Mesial crus.	Mezaja kruro.
Crus laterale.	Branche externe.	Lateral crus.	Flanka kruro.
Organon vomeronasale.	Organe de Jacobson.	Vomerine cartilages.	Organo vomeronaza.
LARYNX.	**LARYNX.**	**LARYNX.**	**LARINGO.**
Prominentia laringea.	Pomme d'Adam.	Pomum Adami.	Laringa elstarajo.
Cartilago thyreoidea.	*Cartilage thyroïde.*	*Thyroid cartilage.*	*Tireojda kartilago.*
Lamina dextra, sinistra.	Plaques ou lames latérales.	Flat lateral plates.	Lameno dekstra, maldekstra.
Tuberculum thyreoideum inf.	Tubercule thyroïdien inf.	Inferior tubercle.	Tuberklo tirojda suba.
Linea obliqua.	Crête oblique.		Oblikva linio.
Cartilago triticea.	Cartilage triticé ou hordéiforme.	Cartilago triticea.	Kartilago tritikojda.
Cartilago cricoida.	*Cartilage cricoïde.*	*Cricoid cartilage.*	*Krikojda kartilago.*
Arcus cartilaginis cricoideae.	Anneau du —	Arch.	Arko de l' —
Lamina cartilaginis cricoideae.	Plaque du —	Flat surface.	Lameno de l' —
Lig. cricothyreoideum medium.	Lig. crico-thyroïdien ou cónoïde.	Crico-thyroid membrane.	Lig. krikotirojda meza.
Cartilago arytaenoidea.	*Cartilage aryténoïde.*	*Arytenoid cartilage.*	*Kartilago aritenojda.*
Fovea oblonga.	Fossette hémisphérique.		Foveeto ovala.
Epiglottidis petiolus.	Pétiole de l'épiglotte.	Tubercle or Cushion.	Epiglota petiolo.
Cartilago cuneiformis.	Cartilage de Morgagni ou de Wrisberg.	Cuneiform cartilage or of Wrisberg.	Kartilago kojnojda.
Musculi laryngis.	*Muscles du larynx.*	*Muscles of the larynx.*	*Laringaj muskoloj.*
M. ventricularis.	M. thyro-ary-épiglottique.	Thyro-epiglottidean M.	M. ventrikla.
M. vocalis.	M. thyro-aryténoïdien inf.	Thyro-arytenoid M. (internal portion).	M. voĉa.
Cavum laryngis.	*Cavité du larynx.*	*Cavity of the larynx.*	*Kavo de l'laringo.*
Vallecula epiglottica.	Fosses glosso-épiglottiques.		Epiglota valeto.
Labium vocale.	Corde vocale inf.	Inferior or True vocal cord.	Voĉa lipo.
Plica vocalis.	Repli de la muqueuse de la corde voc. inf.		Voĉa faldo.
Ligam. vocale.	Lig. thyro-aryténoïdien inf.	Inferior thyro-arytenoid lig.	Lig. voĉa.

Glottis.	La totalité de l'appareil vocal).		Gloto.
Rima glottidis.	Glotte.	Glottis or Rima glottidis.	Glota fendo.
Pars intermembranacea.	Glotte vocale ou interligamenteuse.	Pars vocalis.	Parto intermembrana.
Pars intercartilaginea.	Glotte respiratoire ou interaryténoïdienne.	Pars respiratoria.	Parto interkartilaga.
Plica ventricularis.	Corde vocale sup. ou bande ventriculaire.	Superior or false vocal cord.	Ventrikla faldo
Membrana elastica laryngis.	Membrane élastique du larynx.		Elasta membrano laringa.
Conus elasticus.	Couche inf. de la —		Elasteca konuso.
Incisura interarytaenoidea.	Fente interaryténoïdienne ou rimule.		Incizuro interaritenojda.
CAVUM THORACIS.	CAVITÉ THORACIQUE.	CAVITY OF THE CHEST.	TORAKA KAVO.
Cupula pleurae.	Dôme pleural.	Domlike of the pleura.	Pleŭra kupolo.
Laminae mediastinales.	Feuillets du médiastin.	Mediastinum.	Mediastinaj lamenoj.
Pleura diaphragmatica.	Cul-de-sac inf. ou costo-diaphragmatique.	Pleura diaphragmatis.	Pleŭro diafragma.
GLANDA THYREOIDEA.	GLANDE THYROIDE.	THYROID BODY.	GLANDO TIREOJDA.
Lobus pyramidalis.	Pyramide de Lalouette.	Pyramid or Middle lobe.	Piramida lobo.
Gl. thyreoideae accessoriae.	Gl. thyroïdes aberrantes.	Accessory thyroid.	Gl. thireojdaj akcesoraj.
APPARATUS URO GENITALIS.	APPAREIL URO-GÉNITAL.	URO-GENITAL ORGANS.	ORGANOJ UROGENERAJ.
ORGANA UROPOËTICA.	ORGANES UROPOËTIQUES.	URINARY ORGANS	ORGANOJ URINNASKAJ.
REN.	REIN.	KIDNEY.	RENO.
Area cribrosa.	Area cribosa.	Area cribrosa.	Areo kribrita.
Foramina papillaria.	Pores urinaires.	Foramina papillaria.	Papilaj truetoj.
Columnae renales.	Colonnes de Bertin.	Septula renum or Columnae Bertini.	Renaj kolonoj.
Pyramidi renales.	Pyramides de Malpighi.	Pyramids of Malpighi.	Renaj piramidoj.
Lobuli corticales.	Lobes corticaux.	Cortex.	Kortikaj lobetoj.
Pars radiata.	Pyramides de Ferrein.	Medullary rays.	Parto radiita.
Pars convoluta.	Labyrinthe.	Labyrinth of the cortex.	Parto kunvolvita.
Corpuscula renis.	Corpuscules de Malpighi.	Malpighian corpuscles.	Renaj korpetoj.
Capsula glomeruli.	Capsule de Bowman.	Capsule of the corpuscle.	Glomerola ŝelo.
Tubuli renales.	Tubes de Bellini.	Uriniferous tubes.	Renaj tubetoj.
Arteriae renis.	*Artères du rein.*	*Arteries of the kidney.*	*Arterioj de l'reno.*

Arteriae arciformes.	Voûte artérielle sus-pyramidale.	Arterial arches.	Arterioj arkojdaj.
Arteriae interlobulares.	A. interlobulaires ou radiées.	Interlobulares arteries.	Interlobetaj arterioj.
Venae renis.	*Veines du rein.*	*Veins of the kidney.*	*Vejnoj de l'reno.*
Venae arciformes.	Voûte veineuse sus-pyramidale.	Venous arches.	Arkojdaj vejnoj.
Venae stellatae.	Étoiles de Verheyen.	Venae stellatae.	Vejnoj stelojdaj.
VESICA URINA-	**VESSIE URINAIRE**	**URINARY BLADDER.**	**URINA VEZIKO.**
Fundus vesicae.	Bas-fond de la vessie.	Base or Fundus.	Vezika fundo.
Lig. umbilicale medium.	Lig. vésico-ombilical moyen.	Lig. umbilicale medium.	Lig. umbilika meza.
Tunica serosa.	Tunique fibro-séreuse.	Serous or Peritoneal coat.	Seroztuniko.
Orificium urethrae internum.	Orifice uréthral.	Urethral orifice.	Interna malfermeto de la uretro.
Annulus urethralis.	Sphincter interne.	Sphincter vesicae.	Uretra ringo.
ORGANA GENITALIA.	**ORGANES GÉNITAUX.**	**REPRODUCTIVE ORGANS.**	**GENERAJ ORGANOJ.**
1° VIRILIA.	**1° DE L'HOMME.**	**1° OF THE MALE.**	**1" VIRAJ.**
TESTIS.	**TESTICULE.**	**TESTICLE.**	**TESTIKO.**
Mediastinum testis.	Corps d'Highmore.	Mediastinum testis.	Mediastino testika.
Appendices testis.	Débris embryonnaires juxta-génitaux.	Pedunculated bodies.	Testikaj apendicoj.
Appendix testis Morgagni.	Hydatide sessile.	Hydatids of Morgagni.	Testika apendico.
Appendix epididymis.	Hydatide pédiculée.	Appendix of epididymis.	Epididima apendico.
Paradidymis.	Corps innominé de Giraldés.	Organ of Giraldès.	Paradidimo.
Tunica vaginalis propria testis.	Tunique vaginale.	Tunica vaginalis.	Vaginaltuniko propra de l'testiko.
Lamina parietalis.	Feuillet pariétal.	Parietal portion.	Paria lameno.
Lamina visceralis.	Feuillet viscéral.	Visceral portion.	Lameno viscera.
Tunica vaginalis communis.	Tunique fibreuse.	Tunica albuginea.	Vaginaltuniko komuna.
Fascia cremasterica.	Fascia de Cooper.	Cremasteric fascia.	Kremastra fascio.
Gubernaculum testis.	Lig. inf. du testicule.	Gubernaculum testis.	Testika direktilo.
PENIS.	**PÉNIS, VERGE.**	**PENIS.**	**PENISO.**
Collum glandis.	Sillon balano-préputial.	Cervix glandis.	Cerviko de l'glano.
Fascia penis.	Enveloppe fibro-élastique.	Fascia penis.	Aponeŭrozo de l'peniso.
Cavernae corporum cavernosorum.	Mailles des corps caverneux.	Cavernae corporum cavernosorum.	Kavernoj de la kavernecaj korpoj.

URETHRA VIRILIS.	**URÈTHRE.**	**URETHRA OF THE MALE.**	**URETRO VIRA.**
Crista urethralis.	Partie ant. du frein du verumontanum.		Kresto uretra.
Colliculus seminalis.	Verumontanum.	Crista urethralis. (Verumontanum, colliculus semin.)	Monteto sperma.
Pars cavernosa.	Partie spongieuse.	Spongy portion.	Parto kaverneca.
Valvula fossae navicularis.	Valvule de Guérin.		Klapeto de la navikla foveo.
Gl. urethrales.	Glandes de Littre.	Glands of Littre.	Uretraj glandetoj.
Glandula bulbourethralis.	Glande de Cowper.	Cowper's glands.	Glandeto bulbouretra.
2° MULIEBRIA.	**DE LA FEMME.**	**2° OF THE FEMALE.**	**VIRINAJ.**
OVARIUM.	**OVAIRE.**	**OVARY.**	**OVARIO.**
Margo mesovaricus.	Bord antérieur.	Anterior border.	Rando mesovaria.
Extremitas tubaria.	Extrémité supérieure.	Upper end of the ovary.	Ekstremaĵo tuba.
Extremitas uterina.	Extrémité inférieure.	Lower end of the ovary.	Ekstremaĵo utera.
Folliculi oophori primarii.	Follicules primaires ou Ovisacs primordiaux.		Folikloj primariaj de l'ovario.
Folliculi oophorii vesiculosi.	Follicules de Graaf ou Vésicules ovariennes.	Graafian follicles.	Folikloj vezikecaj de l'ovario.
Theca folliculi.	Enveloppe conjonctive ou Theca.	Basement membrane.	Teko de l'foliklo.
Stratum granulosum.	Membrane granuleuse ou Granulosa.	Membrana granulosa.	Stratumo grajneteca.
Cumulus oophorus.	Cumulus ou Disque proligère.	Discus proligerus.	Kumuluso ovaria.
Corpus albicans.	Corpus albicans.	Corpus albicans.	Blankeca korpo.
TUBA UTERINA.	**TROMPE DE FALLOPE.**	**FALLOPIAN TUBE.**	**UTERA TUBO.**
Infundibulum tubae uterinae.	Pavillon de la trompe.	Infundibulum or pavilion.	Infundiblo de la utera tubo.
Fimbria ovarica.	Franges ovariques ou tubo-ovariennes ou de Richard.	Fimbriae -Fimbriated extremity.	Frangoj ovariaj.
Ampulla tubae uterinae.	Ampoule de Henle ou tubaire.	Ampulla.	Ampolo de la utera tubo.
Isthmus tubae uterinae.	Isthme tubaire ou de Barkow.	Isthmus.	Istmo de la utera tubo.
UTERUS.	**UTÉRUS.**	**UTERUS.**	**UTERO.**
Facies vesicalis.	Face antérieure.	Anterior surface.	Surfaco vezika.
Facies intestinalis.	Face postérieure.	Posterior surface.	Surfaco intesta.
Cervix uteri.	Col de l'utérus.	Neck or Cervix uteri.	Cerviko utera.
Portio vaginalis.	Museau de tanche.	Os uteri externum. Os incae.	Pars vagina de l'cerviko utera.
Canalis cervicis uteri.	Canal cervical ou Cavité du col.	Cavity of the cervix.	Kanalo de la cerviko utera.
Plicae palmatae.	Plis palmés.	Palmae plicatae.	Palmojdaj faldoj.
Tunica serosa.	Perimetrium.	Serous coat.	Perimetrio.

Tunica muscularis.	Myometrium.	Muscular coat.	Miometrio.
Tunica mucosa.	Endometrium.	Mucous coat.	Endometrio.
VAGINA.	**VAGIN.**	**VAGINA.**	**VAGINO.**
Fornix vaginae.	Fond, dôme, voûte.		Fornikso vagina.
Rugae vaginales.	Rides du vagin.	Rugæ vaginales.	Vaginaj sulkoj.
Columnae rugarum.	Colonnes du vagin.	Columns of the vagina.	Kolonoj de l'sulkoj.
Carina urethralis (vaginae).	Tubercule vaginal.		Kareno uretra (vagina).
Epoophoron.	Corps de Rosenmüller.	Epoophoron.	Epooforo.
Paroophoron.	Paroophoron.	Paroophoron.	Parooforo.
PARTES GENITALES EXTERNAE.	**PARTIES GÉNITALES EXTERNES.**	**EXTERNAL GENITALS.**	**EKSTERAJ GENERAJ PARTOJ.**
Pudendum muliebre.	*Vulve.*	*Vulva or pudendum.*	*Vulvo.*
Frenulum labiorum pudendi.	Fourchette ou commissure post. de la petite lèvre.	Fourchette.	Bridilo de la lipoj vulvaj.
Rima pudendi.	Fente vulvaire.	Vulvar cleft.	Fendo vulva.
Bulbus vestibuli.	Bulbe vulvaire ou vestibulaire.	Bulbus vestibuli.	Vestibla bulbo.
Gl. vestibulares minores.	Follicules latéraux de l'entrée du vagin.	Glandæ vestibuli minores.	Glandetoj vestiblaj malgrandaj.
Gl. vestibularis major.	Glande de Bartholin.	Glands of Bartholin.	Glando vestibla granda.
Glandulae vestibulae majores.	Glandes vulvo-vaginales.	Glandae vestibuli majores.	Glandoj vestiblaj grandaj.
Clitoris.	*Clitoris.*	*Clitoris.*	*Klitoro.*
Crus clitoridis.	Racines du clitoris.	Crus of the clitoris.	Kruro de l'klitoro.
Praeputium clitoridis.	Capuchon du clitoris.	Membranous fold.	Prepuco de l'klitoro.
Septum cavernosum clitoridis.	Septum pectiniforme.	Septum pectiniforme.	Septumo kaverneca de l'klitoro.
Urethra muliebris.	*Urèthre.*	*Female urethra.*	*Uretro virina.*
Orificium urethrae externum.	Meat urinaire.	Meatus urinarius.	Meato uretra.
PERINEUM.	**PÉRINÉE.**	**PERINEUM.**	**PERINEO.**
Raphe perinei.	Raphé ou Centre tendineux périnéal.	Raphe perinei.	Rafeo perinea.
M. levator ani.	M. releveur de l'anus.	Levator ani M.	M. levanta la anuson.
M. coccygeus.	M. ischio-coccygien.		M. koksiza.
Fascia pelvis.	Aponévrose pelvienne.	Pelvic fascia.	Aponeŭrozo pelva.
Fascia endopelvina.	Fascia endopelvien.		Aponeŭrozo endopelva.
Arcus tendineus fasciae pelvis.	Arc aponévrotique.		Arko tendeneca de la pelva aponeŭrozo.
Lig. puboprostaticum medium.	Lig. pubovésical médian.	Pubo-prostatic ligaments.	Lig. puboprostata meza.

Lig. puboprosta-ticum laterale.	Lig. pubovésical ext.	Lateral true liga-ment of the blad-der.	Lig. puboprostata flanka.
Fascia diaphrag-matis pelvis su-perior.	Aponévrose su-per. du dia-phragme rectal.		Aponeŭrozo supra de l'diafragmo pel-va.
Fascia diaphragma-tis pelvis inferior.	Aponévrose inf. du diaphragme rectal.		Aponeŭrozo suba de l'diafragmo pelva.
Fascia diaphragma-tis urogenitalis su-perior.	Lame sup. ou pel-vienne de l'apo-névrose périnéale moyenne.	Superior layer of the perineal fascia.	Aponeŭrozo supra de la diafragmo urogenera.
Fascia diaphragma-tis urogenitalis in-ferior.	Lame inf. de l'apo-névrose périnéale moyenne ou lig. de Carcassonne.	Deep layer of the perineal fascia.	Aponeŭrozo suba de la diafragmo uro-genera.
PERITONAEUM.	**PÉRITOINE.**	**PERITONAEUM.**	**PERITONEO.**
Mesenteriolum pro-cessus vermifor-mis.	Méso-appendice.	Mesenteriolum pro-cessus vermifor-mis.	Mesentero de l'a-pendico vermojda.
Bursa omentalis.	Poche secondaire épiploïque, ou ar-rière-cavité des épiploons.	Smaller sac of the peritoneum.	Omenta burso.
Foramen epiploi-cum.	Hiatus de Winslow.	Foramen of Wins-low.	Truo omenta.
Recessus duodenoje-junalis.	Fossette duodéno-jéjunale.	Duodeno-jejunal fossa.	Receso duodenoje-juna.
Recessus ileocaeca-lis sup.	Fossette iléo-cæcale antér.	Ileo-caecal fossa.	Receso ileocekuma supra.
Recessus ileocaeca-lis inf.	Fossette iléo-appen-diculaire.	Ileo-appendicular fossa.	Receso ileocekuma suba.
Recessus paracolici.	Fossettes périto-néales paracoli-ques.		Recesoj parakoj-lonaj.
Fossa iliacosubfas-cialis.	Fossette sous-cæ-cale.	Subcaecal fossa.	Foveo iliakosub aponeŭroza.
Processus vaginalis peritonei.	Processus périto-néo-vaginal.	Processus vaginalis peritonei.	Procezo vaginala de l'peritoneo.
Mesovarium.	Aileron post. du lig. large.	Meso-salpinx.	Mesovario.
Bursa ovarica.	Fossette ovarienne.		Burso ovaria.
Plica rectouterina.	Pli recto-utérin ou semi-lunaire.	Plica semilunaris.	Faldo rektoutera.
Excavatio rectoute-rina.	Excavation génito-rectale ou cavité de Douglas.	Pouch of Douglas.	Kavaĵo rektoutera.
Excavatio vesicou-terina.	Excavation vésico-génitale.	Utero-vesical fold.	Kavaĵo vezikoutera.
Excavatio rectovesi-calis.	Cul-de-sac recto-vésical.	Recto-vesical fold.	Kavaĵo rektovezika.

VII. — ORGANA SENSUUM.

OCULUS.	ŒIL.	THE EYE.	OKULO.
Bulbus oculi.	*Globe de l'œil.*	*Globe of the eye.*	*Okula bulbo.*
Sclera.	Sclétorique.	Sclera.	Sklero.
Rima corneali s.	Limbe de la cornée.		Rando kornea.
Sinus venosus sclerae.	Canal de Schlemm.	Canal of Schlemm.	Vejna sinuso de i'sklero.
Lamina fusca.	Lamina fusca.	Lamina fusca.	Fuska-lameno.
Cornea.	*Cornée.*	*Cornea.*	*Korneo.*
Vertex corneae.	Sommet de la cornée.		Verto kornea.
Lamina elastica anterior.	Membrane de Bowmann.	Membrane of Bowman.	Antaŭa elasta lameno.
Lamina elastica posterior.	Membrane de Descemet.	Membrane of Descemet.	Posta elasta lameno.
Chorioidea.	*Choroïde.*	*Choroid coat.*	*Koriojdo.*
Lamina vasculosa.	Membrane vasculaire.		Vaza lameno.
Corpus ciliare.	*Corps ciliaire.*	*Ciliary body.*	*Ciliara korpo.*
Processus ciliares.	Procès ciliaires.	Ciliary processes.	Procezoj ciliaraj.
Orbiculus ciliaris.	Anneau ciliaire.	Circular ciliary muscle.	Ciliara ringo.
Fibrae meridionales.	Fibres méridionales de Bruccke.	Membrane of Bruch.	Fibroj meridianaj.
Fibrae circulares.	Fibres circulaires de Müller.		Cirklaj fibroj.
Iris.	*Iris.*	*Iris.*	*Iriso.*
Annulus iridis major.	Grand cercle de l'iris.	Circulus major.	Granda irisa ringo.
Retina.	*Rétine.*	*Retina.*	*Retino.*
Ora serrata.	Ora serrata.	Ora serrata.	Dentita rando.
Corpus vitreum.	*Corps vitré.*	*Vitreous body.*	*Vitreca korpo.*
Lens crystallina.	*Cristallin.*	*Lens.*	*Kristalina lento.*
Zonula ciliaris.	*Zonule ciliaire de Zinn.*	*Zonula of Zinn.*	*Ciliara zoneto.*
Fascia bulbi.	Capsule de Ténon.	Capsule of Tenon.	Fascio bulba.
Spatium interfasciale.	Espace intercapsulaire de Ténon.	Spatium interfasciale.	Interfascia spaco.
Palpebrae.	*Paupières.*	*Eyelids.*	*Palpebroj.*
Limbi palpebrae.	Bords des paupières.	Margin of the lids.	Palpebraj randoj.
Conjunctiva.	*Conjonctive.*	*Conjunctiva.*	*Konjunktivo.*
Tunica conjunctiva bulbi.	Membrane conjonctivale du globe.	Conjunctiva bulbi.	Tuniko konjunktiva de l'bulbo.
Fornix conjunctivae.	Cul-de-sac de la conjonctive.	Fornix conjunctivæ.	Fornikso konjunktiva.

Apparatus lacrymalis.	*Appareil lacrymal.*	*Lachrymal apparatus.*	*Larma aparato.*
Ampulla ductus lacrymalis.	Sac du conduit lacrymal.	Lachrymal sac.	Ampolo de l'larma kanalo.
Fornix sacci lacrymalis.	Fond du sac lacrymal.	Fornix sacci.	Fornikso de l'larma sako.
Plica lacrymalis.	Valvule lacrymale de Hasner.	Valve of Hasner.	Faldo larma.
ORGANON AUDITUS.	**ORGANEDEL'OUIE.**	**ORGAN OF HEARING.**	**ORGANO DE L'AŬDADO.**
AURIS INTERNA.	**OREILLE INTERNE.**	**INTERNAL EAR.**	**INTERNA ORELO.**
LABYRINTHUS MEMBRANACEUS.	**LABYRINTHE MEMBRANEUX.**	**MEMBRANOUS LABYRINTH.**	**MEMBRANECA LABIRINTO.**
Ampulla membranacea.	Ampoule membraneuse.	Ampulla.	Membraneca ampolo.
Crista ampullaris.	Crète acoustique.	Crista acustica.	Ampola kresto.
Ductus reuniens.	Canal de Hensen.	Canalis reuniens of Hensen.	Kanalo kuniganta.
Lamina basilaris.	Membrane basilaire.	Basilar membrane.	Bazilara lameno.
Membrana vestibularis.	Membrane de Reissner.	Membrane of Reissner.	Vestibla membrano.
Prominentia spiralis.	Bourrelet du ligament spiral.	Prominentia spiralis.	Elstarajô spirala.
LABYRINTHUS OSSEUS.	**LABYRINTHE OSSEUX.**	**OSSEOUS LABYRINTH.**	**OSTA LABIRINTO.**
Vestibulum.	*Vestibule.*	*Vestibule.*	*Vestiblo.*
Recessus sphericus.	Fossette hémisphérique.	Fovea hemispherica.	Receso sfera.
Recessus ellipticus.	Fossette elliptique.	Fovea hemielliptica.	Receso elipsa.
Recessus cochlearis.	Fossette cochléaire.	Recessus cochlearis.	Receso helika.
Cochlea.	*Limaçon.*	*Cochlea.*	*Heliko.*
Modiolus.	Columelle.	Columelle.	Modiolo.
Lamina modioli.	Tube des contours.	Lamina modioli.	Lameno modiola.
Hamulus laminæ spiralis.	Bec de la lame spirale.	Hook-like process of the spiral lamina.	Hoko de la lameno spirala.
Scala vestibuli.	Rampe vestibulaire.	Scala vestibuli.	Vestibla skalo.
Scala tympani.	Rampe tympanique.	Scala tympani.	Skalo timpana.
Canalis spiralis modioli.	Canal spiral de Rosenthal.	Spiral canal of the modiolus.	Kanalo spirala modiola.
Meatus acusticus internus.	*Conduit auditif interne.*	*Internal auditory canal.*	*Interna akustika meato.*
Porus acusticus internus.	Orifice du conduit auditif interne.		Poro akustika interna.
Crista transversa.	Crète falciforme.	Crista transversa.	Kresto transversa.
Area nervi facialis.	Entrée de l'aqueduc de Fallope.		Areo de l'faca nervo.
Area cochleæ.	Fossette cochléenne.		Areo helika.
Tractus spiralis foraminosus.	Lame criblée spiroïde.	Tractus spiralis foraminulentus.	Traktuso spirala truita.
Area vestibularis.	Fossette vestibulaire.	Fossa vestibuli.	Areo vestibla.
Foramen singulare.	Foramen singulare.	Foramen singulare.	Singulare-forameno.

CAVUM TYMPANI.	**CAISSE DU TYMPAN.**	**TYMPANUM.**	**KAVO TIMPANA.**
Paries tegmentalis.	Paroi externe.	Outer wall.	Pario tegmenta.
Paries jugularis.	Plancher de la caisse.	Floor.	Pario jugulara.
Fenestra vestibuli.	Fenêtre ovale.	Fenestra ovalis.	Fenestro vestibla.
Fenestra cochleae.	Fenêtre ronde.	Fenestra rotunda.	Fenestro de l'heliko.
Apertura tympanica canaliculi chordæ.	Orifice d'entrée de la corde du tympan.	Iter chordae.	Malfermeto timpana de la kanalo korda.
Antrum tympanicum.	Antre pétreux.	Antrum tympanicum.	Kaverno timpana.
Membrana tympani.	*Membrane du tympan.*	*Membrana tympani.*	*Membrano timpana.*
Pars flaccida.	Membrane flaccide de Shrapnel.	Membrana flaccida.	Parto malstreĉita.
Umbo membranæ timpani.	Ombilic.	Umbo.	Umbiliko de la timpana membrano.
Stratum cutaneum.	Feuillet cutané.	Stratum cutaneum.	Stratumo haŭta.
Stratum radiatum.	Fibres radiées.	Stratum radiatum.	Stratumo radiita.
Stratum circulare.	Fibres concentriques.	Stratum circular.	Stratumo cirkla.
Stratum mucosum.	Feuillet interne.	Stratum mucous.	Stratumo muktunika.
OSSICULA AUDITUS.	**OSSELETS.**	**OSSICLES OF THE EAR.**	**OSTETOJ AŬDADAJ.**
Stapes.	*Etrier.*	*Stapes.*	*Piedingo.*
Crus ant. post.	Branche ant. post.	Ant., Post., crus.	Kruro ant. post.
Incus.	*Enclume.*	*Incus.*	*Amboso.*
Processus lenticularis.	Os ou tubercule lenticulaire.	Processus lenticularis.	Lentojda apofizo.
Crus longum.	Branche inf.	Long process.	Kruro longa.
Crus breve.	Branche supér.	Short process.	Kruro supra.
Malleus.	*Marteau.*	*Malleus* (Hammer-bone).	*Martelo.*
Manubrium mallei.	Manche du marteau.	Handle.	Manubrio martela.
Processus lateralis.	Longue apophyse.	Long process.	Flanka apofizo.
Processus anterior.	Courte apophyse.	Short process.	Antaŭa apofizo.
M. tensor timpani.	Muscle interne du marteau.	Tensor tympani M.	M. streĉanta la timpanon.
TUBA AUDITIVA.	**TROMPE D'EUSTACHE.**	**EUSTACHIAN TUBE.**	**TUBO AŬDADA.**
AURIS EXTERNA.	**OREILLE EXTERNE.**	**EXTERNAL EAR.**	**EKSTERA ORELO.**
MEATUS ACUSTICUS EXTERNUS.	**CONDUIT AUDITIF EXTERNE.**	**EXTERNAL AUDITORY MEATUS.**	**MEATO AKUSTIKA EKSTERA.**
Porus acusticus externus.	Orifice du conduit auditif externe.		Poro akustika ekstera.
Incisura timpanica.	Sillon tympanique.	Incisura tympanica.	Incizuro timpana.
Incisura cartilaginis meatus acustici externi.	Incisure de Santorini.	Fissures of Santorini.	Incizuroj kartilagaj de l'meato akustika ekstera.
Lamina tragi.	Lame fibro-cartilagineuse du tragus.	Lamina tragi.	Lameno traga.

AURICULA.	PAVILLON DE L'O-REILLE.	PINNA.	ORELAŬRIKLO.
Crus helicis.	Racine de l'helix.	Crus helicis.	Heliksa kruro.
Spina helicis.	Apophyse ou Epine de l'helix.	Spina helicis.	Dorno heliksa.
Crura anthelicis.	Bras de l'anthelix.	Crus anthelicis.	Kruroj de l'anthe-likso.
Cymba conchae.	Portion supér. de la conque.		Cimbo orelkonka.
Cavum conchae.	Portion inf. —		Kavo orelkonka.
Incisura anterior (auris).	Sillon antér. de l'o-reille.	Incisura anterior.	Inciziro antaŭa.
Incisura intertragi-ca.	Échancrure inter-tragienne.	Incisura intertra-gica.	Inciziro intertraga.
Tuberculum auricu-lae.	Tubercule de Dar-win.	Tubercle of Darwin.	Tubercto de l'ore-laŭriklo.
Incisura terminalis auris.	Grande incisure de Santorini.	Incisura terminalis auris.	Inciziro fina de l'orelo.
INTEGUMENTUM COMMUNE.	TÉGUMENT EX-TERNE.	EXTERNAL TEGU-MENT.	TEGUMENTO KO-MUNA.
CUTIS.	PEAU.	SKIN.	HAŬTO.
Sulci cutis.	Sillons interpapil-laires.	Sulci cutis.	Haŭtaj sulkoj.
Cristae cutis.	Crêtes papillaires.	Cristae cutis.	Haŭtaj krestoj.
Toruli tactiles.	Eminences tactiles.	Eminences of the papillae.	Palpadaj altajetoj.
Epidermis.	*Epiderme.*	*Cuticle or Scarf-skin.*	*Epidermo.*
Stratum germina-tivum.	Couche de Malpighi.	Mucous or Malpi-ghian layer.	Stratumo ĝermiga.
Corium.	*Derme ou Cho-rion.*	*Derma or Co-rium.*	*Dermo.*
Corpuscula bulboi-dea.	Corpuscules de Krause.	Corpuscles of Krau-se.	Bulbojdaj korpetoj.
Corpuscula lamel-losa.	Corpuscules de Pa-cini.	Corpuscles of Paci-ni.	Lamenecaj korpe-toj.
Corpuscula tactus.	Corpuscules de Meissner.	Corpuscles of Meiss-ner.	Palpadaj korpetoj.
PILI.	POILS.	HAIRS.	HAROJ.
Scapus pili.	Tige du poil.	Shaft or Stem.	Trunketo de l'haro.
Lanugo.	Duvet. Poils follets.	Lanugo.	Lanugo.
Tragi.	Poils du tragus.	Hairs of the tragus.	Tragharoj.
Cilia.	Cils (poils du bord des paupières).	Eyelashes.	Okulharoj.
Hirci.	Poils de l'aisselle.		Akselharoj.
Pubes.	Poils du pubis.	Hairs of the genitals.	Pubharoj.
Flumina pilorum.	Courants pileux.		Riveroj de l'haroj.
Vortices pilorum.	Tourbillons pileux.		Vortikoj de l'haroj.
UNGUES.	ONGLES.	NAILS.	UNGOJ.
Matrix unguis.	Matrice de l'ongle.	Matrix of the nail.	Matrico unga.
GLANDULAE CU-TIS.	GLANDES DE LA PEAU.	GLANDS OF THE SKIN.	HAŬTAJ GLANDE-TOJ.
Gl. sudoriferae.	Glandes sudori-pares.	Sweat-glands.	Glandoj ŝvitnaskaj.
Corpus gl. sudori-ferae.	Glomérule.	Body of the gland.	Korpo de la ŝvit-naskaj glandoj.

MAMMA.	MAMELLE, SEIN.	MAMMARY GLANDS.	MAMO.
Ductus lactiferi.	Conduits galacto-phores.	Galactophorous ducts.	Kanaloj laktoportaj.
Sinus lactiferi.	Ampoules ou Réser-voirs.	Ampullac or Sinu-ses.	Sinusoj laktoportaj.
Gl. sebaceae.	Tubercules de Mor-gagni.	Sebaceous glands.	Gl. sebumaj.
Gl. areolares.	Tubercules de Mont-gomery.	Areolar glands.	Gl. areolaj.

II. — PARS ALPHABETICA

A

Abdomen.	Abdomen.	Abdomen.	Abdomeno.
abdominalis.	abdominal.	abdominalis.	abdomena.
abducens (n.)	nerf moteur oculaire externe.	abducent n.	abduktoranervo.
abductor.	abducteur.	abductor.	abduktora.
aberrans.	aberrant.	aberrant.	aberanta.
accessorius.	accessoire.	accessory.	akcesora.
— (nervus).	nerf spinal.	spinal accessory.	akcesoranervo.
acetabulum.	cavité cotyloïde.	cotyloid cavity.	acetablo.
acinus.	acinus.	acinus.	acino.
acromioclavicularis.	acromio-claviculaire.	acromio-clavicular.	akromioklavikla.
acromion.	acromion.	acromion.	akromio.
acusticus.	acoustique.	acusticus.	akustika.
adamantinus.	de l'émail.	of the enamel.	emajla.
adductor.	adducteur.	adductor.	aduktora.
adiposus.	adipeux.	adipose.	grasa.
aditus.	entrée, ouverture.	aditus.	alirejo.
adventitia.	adventice.	adventitious.	adventica.
aggregatus.	aggminé.	agminated.	arigita.
ala.	aile.	wing, ala.	flugilo.
alaris.	latéral, alaire.	lateral, alar.	flanka, flugila.
albugineus.	albuginé.	albugineus.	albugeca.
albugo.	albugo, tache blanche.	albugo.	albugo.
alveolaris.	alvéolaire.	alveolar.	alveola.
alveolus.	alvéole.	alveolus.	alveolo.
ambiguus.	ambigu.	ambiguus.	ambigua.
amphiarthrosis.	amphiarthrose.	amphiarthrosis.	amfiartrozo.
ampulla.	ampoule.	ampulla.	ampolo.
anastomosis.	anastomose.	anastomosis.	anastomozo.
anastomoticus.	anastomotique.	anastomotic.	anastomoza.
anconaeus.	anconé.	anconeus.	ankona -o.
annularis.	annulaire.	annular.	ringa.
anococcygeus.	ano-coccygien.	ano-coccygeus.	anokoksiza.
anonymus.	innominé.	innominate.	sennoma.
ansa.	anse.	loop ansa.	anco.
anthelix.	anthelix.	anthelix.	anthelikso.

antibrachium.	avant-bras.	fore-arm.	antaŭbrako.
antitragus.	antitragus.	antitragus.	antitrago.
antrum.	antre.	antrum (cavern).	kaverno-vestiblo.
anus.	anus.	anus.	anuso.
apertura.	ouverture.	aperture.	malfermo.
apex.	pointe.	apex.	pinto.
aponeurosis.	aponévrose.	aponeurosis.	aponeŭrozo.
aponeuroticus.	aponévrotique.	aponeurotic.	aponeŭroza.
appendicularis.	appendiculaire.	appendicular.	apendica.
appendix.	appendice.	appendix.	apendico.
arachnoidea.	arachnoïde.	arachnoid.	araknojdo.
arcuatus.	arciforme.	arched, arcuate.	arkforma -ojda.
arcus.	arc, crosse, arcade.	arch.	arko, arkajo.
area.	espace, surface.	area.	areo.
areola.	aréole.	areola.	areolo.
arrector.	erecteur.	arrector.	erektanta.
arteria-ola.	artère-iole.	artery.	arterio-eto.
arthrodia.	arthrodie.	gliding joint.	artrodio.
aryepiglotticus.	ary-épiglottique.	aryteno - epiglottic.	ariepiglota.
arytenoideus.	aryténoïde.	arytenoid.	aritenojdo -a.
asperus.	âpre.	aspera.	malglata.
asterion.	asterion (trou mastoïdien).	asterion.	asteriono.
atlas.	atlas.	atlas.	atlazo.
atrium (cordis).	oreillette.	auricle.	korvestiblo.
auditivus.	auditif.	auditory.	aŭdada.
auditus.	ouïe.	auditus.	aŭdado.
auricula.	pavillon de l'oreille.	pinna.	orelaŭriklo.
— *(cordis).*	auricule.	auricular appendix.	koraŭriklo.
auricularis.	auriculaire (de l'oreille.	auricular.	orela.
—	— du pavillon de l'oreille.	of the pinna.	orelaŭrikla.
—	—-de l'auricule du cœur.	auricular.	koraŭrikla.
auriculotemporalis.	auriculo - temporal.	auriculo - temporal.	orelotempia.
axilla.	aisselle.	axilla.	akselo.
axillaris.	axillaire.	axillary.	aksela.
azygos.	azygos.	azygos.	azigosa.

B

Basalis.	Basal.	Basal.	Baza.
basilaris.	basilaire.	basilar.	bazilara.
basilicus.	basilique.	basilic.	bazilika.
basis.	base.	base.	bazo.
biceps.	biceps.	biceps.	bicepso -a.

bicuspidalis.	bicuspide (mitral).	bicuspid.	dupinta.
bifurcatus.	bifurqué.	bifurcated.	dubranĉa.
bilifer (ductus).	canal biliaire.	biliary, bile canaliculi.	galpor tanta (kanalo).
biliosus.	biliaire.	biliary.	gala.
bilis.	bile.	gall, bile.	galo.
bipennatus.	penniforme.		plumforma.
biventer.	digastrique.	biventer.	duventra.
brachialis.	brachial (muscle). — du bras.	brachialis. brachial.	brakiala. braka.
brachium.	bras.	arm.	brako.
bronchi-ioli.	bronches-ioles.	bronchia-ioles.	bronkoj-etoj.
bronchialis.	bronchial.	bronchial.	bronka.
bronchoœsophageus.	broncho-œsophagien.	broncho-œsophageus.	bronkoezofaga.
bucca.	bouche.	mouth.	buŝo.
buccinator.	buccinateur.	buccinator.	buksinatoro.
buccinatorius.	buccinateur.	buccinatory.	buksinatora.
bulbocavernosus.	bulbo-caverneux.	bulbo-cavernous.	bulbokaverneca.
bulboideus.	bulboïde.	bulboid.	bulbojda.
bulbourethralis.	bulbo-uréthral.	bulbo-urethral.	bulbouretra.
bulbus.	bulbe (partie dilatée d'un organe, mais non le « bulbe spinal » qui se dit : Medulla oblongata.	bulb.	bulbo.
bulla.	bulle.	bulla.	bullo.
bursa.	bourse (tendineuse, séreuse, etc.).	vesicular or bursal synovial membrane.	burso.

C

Cæcalis.	Cæcal.	Cæcal.	Cekuma.
cæcum.	cæcum.	cæcum.	cekumo.
calcaneo-fibularis.	peronéo-calcanéen.	calcaneo-fibular.	kalkaneofibula.
calcaneo-tibialis.	tibio-calcanéen.	calcaneo-tibial.	kalkaneotibia.
calcaneus.	calcaneum.	calcaneum.	kalkaneo.
calx.	talon.	heel.	kalkano.
calyculus.	calice.	calices.	kaliketo.
camera.	chambre.	chamber.	kamero.
canaliculus.	canalicule.	canaliculus.	kanaleto.
canalis.	canal.	canal.	kanalo.
caninus.	canin.	canine-caninus.	kanina.
capillare (vas).	capillaire.	capillary.	kapilara (vazo).
capitulum.	petite tête.	capitulum.	kapeto.
capsula articularis.	capsule articulaire.	capsular ligament.	ĉirkaŭŝelo artika.
capsula interna.	capsule interne.	internal capsule.	kapsulo interna.

caput.	tête, chef (d'un muscle).	head, caput.	kapo.
cardia.	cardia.	cardia.	kardio.
cardiacus.	cardiaque (du cœur).	cardiac.	kora.
—	cardiaque (du cardia).	cardiac.	kardia.
caroticotympanicus.	carotico-tympanique.	carotido-tympanic.	karotikotimpana
carotis.	carotide.	carotid.	karotiko.
carpeus.	carpien.	carpal.	karpea.
carpus.	carpe.	carpus.	karpeo.
—	poignet.	wrist.	pojno.
cartilago.	cartilage.	cartilage.	kartilago.
caruncula.	caroncule.	caruncula.	karunklo.
cauda.	queue.	tail, cauda.	vosto.
caudatus.	caudé.	tailed, caudate.	vostojda.
cava (vena).	veine cave.	cava vena.	kavvejno.
caverna.	caverne.	caverna.	kaverno.
cavernosus.	caverneux.	cavernous.	kaverneca.
cavum.	cavité.	cavity, cavum.	kavo.
cellula.	cellule.	cell.	ĉelo.
cephalicus.	céphalique.	cephalic.	cefalika.
ceratocricoideus.	cerato-cricoïdien.	cerato-cricoid.	ceratokrikojda.
cerebellum,	cervelet.	cerebellum.	cerbeto.
cerebrospinalis.	cérébro-spinal.	cerebro-spinal.	cerbospina.
cerebrum.	cerveau.	brain, cerebrum.	cerbo.
cerumen.	cerumen.	cerumen.	cerumeno.
cervicalis.	cervical.	cervical.	cervika.
cervix.	col.	cervix, neck.	cerviko.
choanæ.	choanes.	choanæ.	koanoj.
choledochus.	cholédoque.	common bile-duct.	koledoka.
chondronglossus.	chondroglosse.	chondro-glossus.	kondroglosa.
chorda tympani.	corde du tympan.	chorda tympani.	timpana kordo.
chorioidea.	choroïde.	choroid	koriojda -o.
chylus.	chyle.	chyle.	ŝilo.
chymus.	chyme.	chyme.	ŝimo.
cilia.	cils (poils des paupières).	eyelash.	okulharoj.
—	cils (vibratiles par ex.)	cilia.	cilioj
ciliaris.	ciliaires (des poils palpébraux).	of the eyelashes.	okulhara.
—	ciliaires (procès ou autres).	ciliary.	cilia-ara.
cinereum.	cendré.	cinereum.	cindrokolora, cindreca.
circulus.	cercle.	circle.	ringo, cirklo.
circumanalis.	circumanal.	circumanal.	ĉirkaŭanusa.
circumflexus.	circonflexe.	circumflex.	ĉirkaŭfleksa.
cisterna.	confluent, citerne.	confluence.	cisterno.

clavicula.	clavicule.	clavicle.	klaviklo.
clinoideus.	clinoïde.	clinoid.	klinojda.
clitoris.	clitoris.	clitoris.	klitoro.
clunes.	fesses.	buttock.	gluteoj.
coccygeus.	coccygien.	coccygeus.	koksiza.
coccyx.	coccyx.	coccyx.	koksizo.
cochlea.	limaçon, cochlée.	cochlea (snail).	heliko.
cochlearis.	cochléaire, du li-maçon.	cochlearis.	helika.
cœliacus.	cœliaque.	cœliac.	celiaka.
colica.	colique, du côlon.	colic.	kojlona.
collateralis.	collatéral.	collatéral.	kunflanka.
colliculus.	tubercule , émi - nence.	colliculus (little hill).	monteto.
collum.	cou.	neck.	kolo.
colon.	côlon.	colon.	kojlono.
colostrum.	colostrum.	colostrum.	kolostro.
columna.	corne(de la moelle)	column.	kolono.
comitans (vena).	satellite.	comites.	akompananta.
commissura.	commissure.	commissure.	komisuro.
concha (*nasalis*).	cornet nasal.	turbinate or spon-gy bone.	nazkonko.
— (*auriculæ*).	conque.	concha.	orelaŭriklakonko.
condylus.	condyle.	condyle.	kondilo.
conjunctiva.	conjonctive.	conjunctiva.	konjunktivo.
conjunctiva tela.	tissu conjonctif.	connective tissue.	kuniga teksaĵo.
conoideus.	conoïde.	conoid.	konusojda.
contortus (*tubu-lus*).	tube contourné.	convoluted.	kunvolvita tubeto.
coracobrachia-lis.	coraco-brachial.	coraco-brachialis.	korakobrakiala.
coracoclavicula-ris.	coraco - claviculai-re.	coraco-clavicular.	korakoklavikla.
coracoideus.	coracoïde.	coracoid.	korakojda.
cornea.	cornée.	cornea.	korneo.
corniculatus.	corniculé.		kornhava.
cornu.	corne.	horn, cornu.	korno.
corona.	couronne.	corona.	krono.
coronalis.	de l'os frontal.	coronal.	fruntosta.
coronarius.	coronaire (artère).	coronary.	koronaria.
coronoideus.	coronoïde.	coronoid.	koronojda.
corpus.	corps.	body, shaft (of a bone).	korpo.
corpusculum.	corpuscule.	corpuscle.	korpeto.
corticalis.	cortical.	of the cortex.	kortika.
costarius.	costal.	costal.	ripa.
costo-clavicula-ris.	costo-claviculaire.	costo-clavicular.	ripoklavikla.
costo-transversa-rius.	costo-transversai-re.	costo-transverse.	ripotransversa.
costoxiphoideus	costo-xyphoïdien.	costo-xyphoid.	ripokzifojda.
coxa.	hanche.	hip.	kokso.

cranium.	crâne.	skull.	kranio.
crassum (intestinum).	gros intestin.	large intestine.	dikintesto.
cremaster.	cremaster.	cremaster.	kremastro.
cribrosa.	criblé.	cribriform.	kribrita.
crico - arytenoideus.	crico-aryténoïdien.	crico-arytenoid.	krikoaritenojda.
cricoideus.	cricoïde.	cricoid.	krikojda.
crico-pharyngeus.	crico-pharyngien.	crico-pharyngeal.	krikofaringa.
crico-thyreoideus.	crico-thyroïdien.	crico-thyroid.	krikotireojda.
crico-trachealis.	crico-trachéal.	crico-tracheal.	krikotrakea.
crista.	crête.	crest.	kresto.
cruciatus.	croisé.	crucial.	krucojda.
crus.	1º jambe (le membre) ; 2º pilier, racine, bras d'un organe, par ex. : pilier du fornix, racine du clitoris.	leg, crus.	kruro.
cuboideo-navicularis.	cuboïdo-scaphoïdien.	naviculo-cuboid.	kubojdonavikla.
cubitus.	coude.	elbow.	kubuto.
cuboideus.	cuboïde.	cuboïd.	kubojda.
culmen.	le culmen (du cervelet).	culmen monticuli.	kulmeno.
cuneatus.	cunéiforme.	cuneiform.	kojnojda.
cuneiformis.	cunéiforme.	cuneiform.	kojnojda.
cuneo-cuboideus.	cuboïdo-cunéen.	cubo-cuneiform.	kojnokubojda.
cupula.	cupule.	cupula.	kupulo.
curvatura.	courbure (de l'estomac).	curvature.	kurbajo.
cuspis.	pointe.	cuspid.	pinto.
cutaneus.	cutané.	cutaneous.	haŭta.
cuticula.	cuticule.	cuticle.	kutiklo.
cutis.	peau.	skin.	haŭto.
cysticus.	cystique.	cystic.	vezika-eta.

D

Dartos.	Dartos.	Dartos.	Dartosa -o.
decidua.	caduque.	decidua.	kaduko -a.
declive.	déclive.	clivus monticuli.	dekliyo.
decussatio.	entre-croisement.	decussation.	interkruciĝo.
deferens.	déférent.	deferens.	deferenta.
deferentialis.	déférentiel.	deferens.	deferenta.
deltoideus.	deltoïde.	deltoid.	deltojda.
dens.	dent, apophyse odontoïde.	tooth, odontoid process.	dento.
dentalis.	dentaire.	dental.	denta.

denticulatum.	dentelé.	dentate.	dentita.
depressor.	abaisseur.	depressor.	mollevanta.
diaphragma.	diaphragme.	diaphragm.	diafragmo.
diaphysis.	diaphyse.	diaphysis.	diafizo.
diarthrosis.	diarthrose.	diarthrosis.	diartrozo.
digastricus.	digastrique.	digastric.	digastra.
digitalis.	digital.	digital.	fingra.
digitus.	doigt.	finger.	fingro.
— *medius.*	médius.	middle finger.	meza fingro.
— *annularis.*	annulaire.	ring-finger.	ringa fingro.
— *minimus.*	auriculaire.	minimus finger.	malgranda fingro.
diploë.	diploë.	diploe.	diploeo.
diploicus.	diploïque.	diploic.	diploea.
discus.	disque.	disc.	disko.
dorsalis.	dorsal.	dorsal.	dorsa.
dorsum.	dos.	back.	dorso.
ductulus.	conduit, canal.	duct.	kanaleto.
ductus.	conduit, canal.	duct.	kanalo.
duodeno - jejuna-lis.	duodéno-jéjunal.	duodeno-jejunal.	duodenojejuna.
duodeno-mesoco-licus.	duodéno - mésoco-lique.	d u o d e n o - m e s o-colic.	d u o d e n o m e s o-kojlona.
duodeno-renalis.	duodéno-rénal.	duodeno-renal.	duodenorena.
duodenum.	duodenum.	duodenum.	duodeno.
dura mater.	dure-mère.	dura mater.	dura-matro.

E

Eburneus.	De l'ivoire.	Of the ivory.	Eburna.
ejaculatorius.	ejaculateur.	ejaculatory.	ejakula.
eminentia.	éminence.	eminence.	eminanco.
emissarium.	émissaire (veine).	emissary.	emisario.
enarthrosis.	énarthrose.	ball and socket joint.	enartrozo.
encephalon.	encéphale.	encephalon.	encefalo.
endocardium.	endocarde.	endocardium.	endokardo.
endolympha.	endolymphe.	endolymph.	endolimfo.
e n d o l y m p h ati-cus.	endolymphatique.	endolymphatic.	endolimfa.
endopelvinus.	endopelvien.	endopelvinus.	endopelva.
endothelium.	endothelium.	endothelium.	endotelio.
entericus.	entérique.	enteric.	intesta.
ependyma.	épendyme.	ependyma.	ependimo.
epicardium.	épicarde.	epicardium.	epikardo.
epicondylus.	épicondyle.	epicondyle.	epikondilo.
epididymis.	épididyme.	epididymis.	epididimo.
epigastricus.	épigastrique.	epigastric.	epigastra.
epiphysis.	épiphyse.	epiphysis.	epifizo.
epiploicus.	épiploïque.	omental.	omenta.
epistropheus.	axis.	axis.	epistrofo.
epithelium.	épithelium.	epithelium.	epitelio.
epitympanicus.	épitympanique.	epitympanic.	epitimpana.

ethmoidale (os).	ethmoïde	ethmoid bone.	etmojdo.
ethmoidalis.	ethmoïde al.	ethmoid.	etmojda.
excavatio.	excavation, cul-de-sac.	pouch.	kavajo.
excretorius.	excréteur.	excretory.	ekskrecia.
extensor.	extenseur.	extensor.	etendanta.
extremitas.	extrémité.	extremity.	ekstremajo.

F

Facialis.	Facial.	Facial.	Faca.
facies.	face.	face.	faco.
—	face (d'un organe).	surface.	surfaco.
falx.	faux.	falx (sickle).	falĉilo.
fascia.	aponévrose, fascia	aponeurosis.	aponeŭrozo.
—	bande, faisceau.	fascia.	fascio.
fasciola.	bandelette.	fasciola (small bandage).	fascieto.
fasciculus.	faisceau.	bundle, fasciculus.	fasko.
fauces.	gorge.	fauces, throat	gorĝo.
fel.	bile.	gall.	galo.
femur.	cuisse.	thigh.	femuro.
—	os fémur.	femur.	femurosto.
fenestra.	fenêtre.	fenestra, window.	fenestro.
fibra.	fibre.	fibre.	fibro.
fibrocartilago.	fibro-cartilage.	fibro-cartilage.	fibrokartilago.
fibrosus.	fibreux.	fibrous.	fibra, eca.
fibula.	péroné.	fibula.	fibulo.
filiformis.	filiforme.	filiform.	fadenojda.
filum.	filament.	filum, thread.	fadeno.
fimbria.	fimbria, frange.	fimbria, fringe.	fimbrio, franĝo.
fimbriata.	frangé.	fimbriata, fringed.	franĝa.
fissura.	fente.	fissure.	fendo.
flexor.	fléchisseur.	flexor.	fleksanta.
flexura.	courbure, angle.	flexure.	fleksajo.
foliatus.	folié.	foliatus.	foliojda.
folliculus.	follicule.	follicle.	foliklo.
fonticulus.	fontanelle.	fontanelle.	fontanelo.
foramen.	trou.	foramen.	truo.
formatio.	formation.	formatio.	formacio.
fornix.	voûte, fornix.	fornix (vault).	fornikso.
fossa-ula.	fosse -ette.	fossa.	foveo eto.
fovea-eola.	fosse -ette.	fovea (pit).	foveo eto.
frenulum.	frein.	frenulum (briddle).	bridilo.
frons.	front.	forehead.	frunto.
frontale (os).	os frontal.	frontal bone.	fruntosto.
frontalis.	frontal (du front). (de la région du front).	frontal.	frunta.
—	frontal (de l'os-).	frontal.	fruntosta.

fundus.	fond.	fundus (cup).	fundo.
fungiformis,	fungiforme.	fungiform.	fungojda.
funiculus.	cordon (ombili - cal, spermatique, etc.).	cord, funiculus.	funiklo.
fusiformis.	fusiforme.	fusiform.	spinilojda.

G

Ganglion.	Ganglion (ner - veux, mais pas lymphatique).	Ganglion.	Ganglio.
gastricus.	gastrique, stoma - chique.	gastric.	stomaka.
gastrocolicus.	gastro-colique.	gastro-colic.	gastrokojlona.
gastroduodenalis.	gastro-duodénal.	gastro - duodenal.	gastroduodena.
gastroepiploicus.	gastro-épiploïque.	gastro-epiploic.	gastroomenta.
gastrolienalis,	gastro-splénique.	gastro-splenic.	gastroliena.
gastropancreaticus.	gastro - pancréa - tique.	gastro-pancreatic.	gastropankreasa.
gelatinosus.	gélatineux.	gelatenous.	gelateneca.
gemellus.	jumeau.	gemelli (twin).	gemelo.
geniculatum.	genouillé.	geniculate.	genueca.
geniculum.	genou.	genu.	genuo -eto.
genioglosus.	génio-glosse.	genio-glossus.	genioglosa.
geniohyoideus.	génio-hyoïdien.	genio-hyoid.	geniohiojda.
genitalis.	génital.	genital.	genera.
genu.	genou.	knee.	genuo.
germinativus.	germinatif.	germinal.	germiga.
gingiva.	gencive.	gum.	gingivo.
ginglymus.	ginglyme.	ginglymus, hinge-joint.	ginglimo.
glandula.	glande.	gland.	glando.
glans.	gland.	glans penis.	glano.
glenoidalis.	glénoïdal.	glenoid.	glenojda.
glomerulus.	glomérule.	glomerulus.	glomerolo.
glomus.	peloton.	glomus.	glomo.
glossoepiglotticus.	glosso - épiglotti - que.	glosso-epiglottic.	glosoepiglota.
glossopharyngeus.	glosso - pharyn - gien.	glosso - pharyn - geal.	glosofaringa.
gomphosis.	gomphose.	gomphosis.	gomfozo.
glutæus.	fessier.	gluteal.	glutea.
gracillis.	grêle.	slender.	delikatega.
gonion.	gonion (angle de la mâchoire.	gonion.	goniono.
gustatorius.	gustatif, du goût.	of the taste.	gustumada.
gyrus.	circonvolution.	gyrus.	giro.

H

Hallux.	Gros orteil.	Big toe.	Halukso.
hamatus.	crochu.	hamular.	hokojda.
hamulus.	crochet, bec.	hook.	hoko.
harmonia.	harmonie.	harmonia.	harmonio.
helicinus.	hélicine.	helicine.	spiraleca.
helicotrema.	helicotrème.	helicotrema.	helikotremo.
helix.	helix.	helix.	helikso.
hemiazygos.	demi-azygos.	small azygos.	duonazigosa.
hemorrhoidalis.	hémorrhoïdal.	hæmorrhoïdal.	hemorojda.
hepatocolicus.	hépatocolique.	hepato-colic.	hepatokojlona.
hepatoduodena-lis.	duodéno-hépatique.	hepato-duodenal.	hepatoduodena.
hepatogastricus.	gastro-hépatique.	hepato-gastric.	hepatostomaka.
hepatorenalis.	hépato-rénal.	hepato-renal.	hepatorena.
hiatus.	hiatus.	hiatus (opening).	malfermo.
hilus.	hile.	hilum.	hilo.
hippocampus.	hippocampe.	hippocamp.	hipokampo.
hirci.	poils de l'aisselle.	hairs of axilla.	akselharoj.
humeroradialis.	huméro-radial.	humero-radial.	humeroradiusa.
humeroulnaris.	huméro-cubital.	humero-ulnar.	humeroulna.
humor.	humeur.	humour.	fluidajo.
hyaloideus.	hyaloïde.	hyaloid.	hialojda.
hymen.	hymen (membrane).	hymen.	himeno.
hyoglossus.	hyoglosse.	hyo-glossus.	hioglosa.
hyoideus.	hyoïde.	hyoid.	hiojda.
hyothyreoideus.	hyo-thyroïde.	hyo-thyroid.	hiotireojda.
hypogastricus.	hypogastrique.	hypogastric.	hipogastra.
hypoglosus.	hypoglosse.	hypoglossal.	hipoglosa.
hypophysis.	glande pituitaire.	hypophysis.	hipofizo.
hypothenar.	éminence hypothenar.	hypothenar.	hipotenaro.

I

Ileus.	De l'iléon.	Of the ileus.	Ilea.
Ileocæcalis.	iléo-cæcal.	ileo-cæcal.	ileocekuma.
ileocolica.	iléo-colique.	ileo-colic.	ileokojlona.
ileum.	iléon.	ileum.	ileo.
iliacus.	iliaque.	iliac.	iliaka.
iliofemoralis.	ilio-fémoral.	ilio-femoral.	iliofemura.
iliolumbalis.	ilio-lombaire.	ilio-lumbar.	iliolumba.
iliopectineus.	ilio-pectiné.	ilio-pectineal.	iliopektena.
ilium.	ilium (os).	ilium.	iliumosto.
impressio.	empreinte.	depressio.	enpresajo.
incisivus.	incisif.	incisor.	inciziva.
incisura.	échancrure, incisure.	notch.	incizuro.

incus.	enclume.	incus.	amboso.
index.	index.	index.	montra fingro.
infraorbitalis.	sous-orbitaire.	infraorbital.	suborbita.
infrapalpebralis.	sous-palpébral.	infrapalpebral.	subpalpebra.
infrapatellaris.	sous-rotulien.	infrapatellar.	subpatela.
infraspinatus.	sous-épineux.	infraspinous-atus.	subdorna.
infrasternalis.	sous-sternal.	infrasternal.	substernuma.
infratemporalis.	infratemporal.	infratemporal.	subtempia.
infratrochlearis.	sous-trochléaire.	infratrochlear.	subtroklea.
infundibulum.	infundibulum.	infundibulum.	infundiblo.
inguen.	aine.	groin.	ingveno.
inguinalis.	inguinal.	inguinal.	ingvena.
inion.	inion (protubé-rance occip. ext.).	inion.	iniono.
insertio.	insertion.	insertion.	inserto.
insula.	insula.	island, insula.	insulo.
integumentum.	tégument.	tegument.	tegumento.
interalveolaris.	interalvéolaire.	interalveolar.	interalveola.
interarytenoideus.	interaryténoïdien.	interarytenoid.	interaritenojda.
intercostàlis.	intercostal.	intercostal.	interripa.
intercostobrachialis.	intercosto-brachial.	intercosto-brachial.	interripobraka.
interlobularis.	interlobulaire.	interlobular.	interlobeta.
intermedius.	intermédiaire.	intermedius.	intera.
interosseus.	interosseux.	interosseous.	interosta.
interspinalis.	interépineux.	interspinalis.	interspina.
intertragicus.	intertragien.	intertragicus.	intertraga.
intertransversarius.	intertransversaire.	intertransverse.	intertransversa.
intervaginalis.	intervaginal.	intervaginalis.	interinga.
intestinum.	intestin.	intestine.	intesto.
intima (tunica).	(tunique) interne.	internal coat.	interna.
intumescentia.	renflement.	enlargment.	intumesko.
ischiadicus.	sciatique.	sciatic.	iskia.
ischiocavernosus.	ischio-caverneux.	ischio-cavernous.	iskiokaverneca.
ischiorectalis.	ischio-rectal.	ischio-rectal.	iskiorektuma.
ischium.	ischion.	ischium.	iskiosto.
isthmus.	isthme.	isthmus.	istmo.

J

Jejunalis.	Jéjunal.	Jejunal.	Jejuna.
jejunum.	jéjunum.	jejunum.	jejuno.
juga (alveolaria).	saillies alvéolaires.	juga (alveolaria).	ĝibaĵoj.
jugularis.	jugulaire.	jugular.	jugulara.
junctura.	jointure.	joint.	artiko.

L

Latin	Français	English	Esperanto
Labialis.	Labial.	Labial.	Lipa.
labium.	lèvre.	lip.	lipo.
labrum.	bourrelet, rebord.	edge.	cirkaŭrando.
labyrinthus.	labyrinthe.	labyrinth.	labirinto.
lacertus.	déchiré.	lacertus.	ŝirita.
lacryma.	larme.	lacryma, tears.	larmo.
lacrymale (os).	os lacrymal.	lachrymal bone.	larmosto.
lacrymalis.	lacrymal.	lachrymal.	larma.
lactifer.	galactofore.	galactophorous.	laktoporta.
lacuna.	lacune.	lacuna.	lakuno.
lambdoideus.	lambdoïde.	lambdoid.	lambdojda.
lamellosa.	lamelleux.	lamellar.	lameneca.
lamina.	lame, couche, feuillet.	lamina, layer, plate.	lameno.
lanugo.	duvet.	lanugo.	lanugo.
laringeus.	laryngé, laryngien	laryngeal.	laringa.
larynx.	larynx.	larynx.	laringo.
lateralis.	latéral et aussi *externe* par rapport au plan mé-dian du corps. Il est l'opposé de *medialis*, qui signifie interne.	lateral.	flanka.
lemniscus.	ruban de Reil.	fillet.	lemnisko.
lentiformis.	lenticulaire.	lenticular.	lentojda.
lenticularis.	lenticulaire.	lenticular.	lentojda.
levator.	releveur.	levator.	levanta.
lien.	rate.	spleen.	lieno.
lienalis.	splénique.	splenic.	liena.
ligamentum.	ligament.	ligament.	ligamento.
limbus.	bord.	border, limbus.	rando.
limen.	seuil.	threshold.	sojlo.
ligula.	ligula.	ligula.	ligulo.
lingua.	langue.	tong.	lango.
lingualis.	lingual.	lingual.	langa.
lingula.	lingule.	lingula.	lingulo, langeto.
liquor.	liqueur.	liquor.	fluidaĵo.
lobulus.	lobule.	lobule.	lobeto.
lumbalis.	lombaire.	lumbar.	lumba.
lumbocostalis.	costo-lombaire.	costo-lumbar.	lumboripa.
lumbricalis.	lombrical.	lumbricalis.	lumbrikojda.
lumbus.	lombes.	loins.	lumboj.
lunatus.	lunaire.	lunar.	lunojda.
lunula.	lunule.	lunula.	luneto.
lympha.	lymphe.	lymph.	limfo.
lymphaticum (vas).	vaisseau lymphatique.	lymphatic vessel.	limfa (vazo).
lymphoglandula.	ganglion lymphatique.	lymphatic gland.	limfaglando.

M

Macula.	Tache.	Macula (spot).	Makulo.
malaris.	malaire.	malar.	malajra.
malleolaris.	du marteau.	malleolar.	martela.
malleolaris.	malléolaire.	malleolar.	maleola.
malleolus.	malléole.	malleolus (ankle).	maleolo.
malleus.	marteau.	malleus (hammer).	martelo.
mamillaris.	mamillaire.	mamillaris.	mamojda.
mamma.	mamelle.	mamma.	mamo.
mammæ papilla.	mamelon.	nipple.	mampinto.
mammarius.	mammaire.	mammary.	mama.
mandibula.	maxillaire inférieur.	inferior maxillary.	mandibulo.
manus.	main.	hand.	mano.
margo.	bord.	border, margin.	rando.
massa.	masse.	mass.	maso.
masseter.	masseter.	masseter.	masetero.
massetericus.	massétérin.	masseteric.	masetera.
mastoideus.	mastoïde-ien.	mastoid.	mastojda.
matrix.	matrice (mais non utérus).	matrix.	matrico.
maxilla.	maxillaire supérieur.	superior maxillary.	makselo.
maxillaris.	maxillaire (adj.).	maxillary.	maksela.
meatus.	méat.	meatus.	meato.
medialis.	interne (par rapport au plan médian du corps. Il est l'opposé de *lateralis*, qui veut dire *externe*).	mesial.	mezaĵa.
medianus.	médian (nerf).	median.	mediana (nervo).
mediastinalis.	médiastin (adj.).	mediastinal.	mediastina.
mediastinum.	médiastin.	mediastinum.	mediastino.
medius.	moyen.	median.	meza.
medulla (*spinalis*).	moelle épinière.	spinal marrow or cord.	mjelo.
— (*ossium*).	moelle des os.	medulla.	medolo.
membrana.	membrane.	membrane.	membrano.
membranaceus.	membraneux.	membraneous.	membraneca.
membrum.	membre.	limb.	membro.
meningeus.	méningien-é.	meningeal.	meninga.
meninx.	méninge.	meninges.	meningo.
meniscus.	ménisque.	meniscus.	menisko.
mentalis.	mentonnier.	mental.	mentona.
mentolabialis.	mentolabial.	mento-labial.	mentonolipa.
mentum.	menton.	chin, mentum.	mentono.
mesenterialis.	mésentérique.	mesenteric.	mesentera.
mesenterium.	mésentère.	mesentery.	mesentero.
mesocolicus.	mésocolique.	meso-colic.	mesokoĵlona.

mesocolon.	mésocólon.	meso-colon.	mesokojlono.
mesogastrium.	mésogastre	meso-gastrium.	mesogastro.
mesometrium.	mésometrium.	mesometrium.	mesometrio.
mesorchium.	mésorchium.	mesorchium.	mesorkio.
mesorectum.	mésorectum.	meso-rectum.	mesorcktumo.
mesosalpinx.	mésosalpinx.	meso-salpinx.	mesosalpingo.
metacarpalis.	métacarpien.	metacarpal.	metakarpea.
metacarpus.	métacarpe.	metacarp.	metakarpeo.
metatarsalis.	métatarsien.	metatarsal.	metatarsa.
metatarsus.	métatarse.	metatarsus.	metatarso.
modiolus.	columelle.	modiolus.	modiolo.
molaris.	molaire.	molar.	muela.
mons pubis.	mont de Vénus.	mons Veneris.	puba monto.
mucosa (tunica).	muqueuse.	mucous (coat).	muktuniko.
mucosus.	muqueux.	mucous.	muka.
—	de mucosité.	—	mukaĵa.
mucus.	mucus.	mucus.	muko.
muscularis (la-mina-mucosæ).	musculaire-mu-queuse.	muscularis-mu-cosæ.	lameno muskola de la muktuniko.
musculocuta-neus.	musculocutané.	musculo-cuta-neous.	muskolohaŭta.
musculophreni-cus.	musculo-phréni-nique.	musculo-phrenic.	muskolofrenika.
musculus.	muscle.	muscle.	muskolo.
myocardium.	myocarde.	myocardium.	miokardo.
mylohyoideus.	mylohyoïdien.	mylo-hyoid.	milohiojda.

N

Nasale (os).	os nasal.	Nasal bone.	Nazosto.
nasalis.	nasal (adj.).	nasal.	naza.
nasion.	nasion (jonction du frontal avec l'os nasal).	nasion.	nasiono.
nasociliaris (n.).	nerf nasal.	naso-ciliary.	nazocilia nervo.
nasolabialis.	naso-labial.	naso-labial.	nazolipa.
nasolacrimalis.	naso-lacrymal.	naso-lachrymal.	nazolarma.
nasopharyngeus.	naso-pharyngien.	naso-pharyngeal.	nasofaringa.
nates.	fesses.	buttock.	gluteoj.
navicularis.	scaphoïde (adj.).	navicular.	navikla.
nervus.	nerf.	nerve.	nervo.
nodulus.	nodule (lobe du cervelet).	nodulus.	nodulo.
—	nodule (diminutif de nodus).	nodule.	nodeto.
— *lymphaticus.*	follicule lympha-tique.	lymphoid nodule.	limfafoliklo.
nodus.	nodus.	node.	nodo.
nucha.	nuque.	nape of the neck.	nuko.
nuchalis.	de la nuque.	nuchalis.	nuka.
nucleus.	noyau.	kernel, nucleus.	kerno.
nutricius (cana-lis).	nourricier (canal).	nutricious.	nutrada (kana-leto).

O

Obelion.	Trou pariétal.	Obelion.	Obeliono.
obex.	verrou.	obex (bolt).	obekso.
obturator-ius.	obturateur.	obturator.	obtura.
occipitale (os).	os occipital.	occipital bone.	oksipitosto.
occipitalis.	occipital.	occipital.	oksipita-osta.
occipitomastoi-deus.	occipito – mastoï-dien.	occipito-mastoid.	oksipitomas-tojda.
occiput.	occiput.	occiput.	oksipito.
oculomotorius.	moteur oculaire.	oculo-motor.	okulmova.
oesophageus.	œsophagien.	œsophageal.	ezofaga.
œsophagus.	œsophage.	œsophagus, gullet.	ezofago.
olecranon.	olecrâne.	olecranon.	olekrano.
olfactorius.	olfactif.	olfactory.	olfakta.
olfactus.	olfaction.	olfaction.	olfakto.
oliva.	olive.	olive.	olivo.
omentalis.	épiploïque.	omental.	omenta.
omentum.	épiploon.	omentum.	omento.
omohyoideus.	omohyoïdien.	omo-hyoid.	omohiojda.
operculum.	opercule.	operculum.	operklo.
ophryon.	ophryon (crête sourcillière).	ophryon.	ofriono.
ophthalmicus.	ophthalmique.	opthalmic.	oftalmika.
ophthalmome-ningeus.	opthalmo-me-ningé.	ophtalmo-menin-geal.	oftalmomeninga.
opponens.	opposant.	opponens.	kontraŭiga.
opticus.	optique.	optic.	optika.
orbicularis.	orbiculaire.	orbicularis.	orbeca.
orbita.	orbite.	orbit.	orbito.
orbitalis.	orbitaire.	orbital.	orbita.
organon.	organe.	organ.	organo.
orificium.	orifice.	mouth.	malfermo-eto.
os, oris.	bouche.	mouth.	buŝo.
os, ossis.	os.	bone.	osto.
ossiculum.	osselet.	ossicle.	osteto.
ostium.	orifice.	ostium.	malfermo-eto.
oticus,	otique.	otic.	otika.
otoconia.	otoconie.	otoconia.	otokonio.
ovaricus.	ovarien-ique.	ovarian.	ovaria.

P

Palatinus.	Palatin.	Palatine.	Palata.
pallium.	manteau.	pallium.	mantelo.
palmaris.	palmaire.	palmar.	polma.
palpebra.	paupière.	eyclid.	palpebro.
palpebralis.	palpébral.	palpebral.	palpebra.
pampiniformis.	pampiniforme.	pampiniform.	pampiniforma.
pancreas.	pancréas.	pancreas.	pankreaso.

pancreatico d u o-denalis.	pancréatico-duo-dénal.	pancreatico-duo-denal.	pankreasoduode-na.
pancreaticus.	pancréatique.	pancreatic.	pankreasa.
panniculus.	pannicule.	panniculus (gar-ment).	paniklo.
palatum.	palais.	palate.	palato.
papilla.	papille.	papilla.	papilo.
papyracea.	papyracé.	papyraceus.	papereca.
paracolicus.	paracolique.	paracolic.	parakojlona.
paradidymis.	paradidyme.	paradidymis.	paradidimo.
parumbilicalis.	parombilical.	parumbilical.	parumbilika.
paraurethralis.	parauréthral.	paraurethral.	parauretra.
parenchyma.	paranchyme.	parenchyma.	parenkimo.
paries.	paroi.	wall.	pario.
parietale (os).	os pariétal.	parietal bone.	parietosto.
parietalis.	pariétal (de l'os-).	parietal.	parietosta.
—	pariétal (de la ré-gion -e).	parietal.	parietala.
—	de la paroi.	parietal.	paria -eta.
parietomastoi-deus.	pariétomastoï-dien.	parieto-mastoid.	parietomastojda.
parolfactorius.	parolfactif.	olfactory.	parolfakta.
patella.	rotule.	patella.	patelo.
patellaris.	rotulien.	patellar.	patela.
pectineus.	pectiné.	pectineus-eal.	pektena.
pectoralis.	pectoral (de la poitrine).	pectoral.	brusta.
— (musculus).	pectoral (muscle).	pectoralis.	pektorala.
pectus.	poitrine.	chest.	brusto.
pedunculus.	pédoncule.	peduncle.	pedunklo.
pelvinus.	du bassin, pelvien.	pelvic.	pelva.
pelvis.	bassin, bassinet.	pelvis.	pelvo-eto.
penis.	penis, verge.	penis.	peniso.
perforans.	perforant.	perforans-ating.	trabora.
pericardiacus.	péricardique.	pericardial.	perikarda.
pericardiophre-nica (a.).	A. diaphragma-tique.	diaphragmatic A.	perikardofre-nika.
pericardium.	péricarde.	pericardium.	perikardo.
perichondrium.	périchondre.	perichondrium.	perikondro.
perichorioideus.	perichoroïdien.	perichoroideus.	perikoriojda.
pericranium.	péricrâne.	pericranium.	perikranio.
perilympha.	périlymphe.	perilymph.	perilimfo.
perimysium.	périmysium.	perimysium.	perimizio.
perineum.	périnée.	perineum.	perineo.
periorbita.	périorbite.	periorbit.	periorbito.
periosteum.	périoste.	periosteum.	periosto.
peritonæum.	péritoine.	peritoneum.	peritoneo.
permanens.	permanent.	permanent.	malkaduka.
peronaeus.	péronier.	fibular.	fibula.
pes.	pied.	foot.	piedo.
petrooccipitalis.	pétro-occipital.	petro-occipital.	petrooksipitosta.
petrosquamosus.	petro-écailleux.	petro-squamous.	petroskvama.
petrosus.	pétreux.	petrosal-ous.	štoneca.

petrotympani-cus.	pétro-tympa-nique.	petro-tympanic.	petrotimpana.
phalanx.	phalange.	phalanges.	falango.
pharyngeus.	pharyngé-ien.	pharyngeal-eus.	faringa.
pharynx.	pharynx.	pharynx.	faringo.
philtrum.	philtrum, sillon médian sous-nasal.	philtrum.	filtrumo.
phrenicoabdomi-nalis.	phrénico-abdomi-nal.	phrenico-abdomi-nalis.	frenikoabdomena.
phrenicus.	phrénique.	phrenic.	frenika.
phrenicocolicus.	phrénico-colique.	phrenico-colic.	frenikokojlona.
phrenicolienalis.	phrénico-spléni-que.	phrenico-splenic.	frenikoliena.
pia mater.	pie-mère.	pia mater.	pia-matro.
pinguecula.	pinguecula.	pinguecula.	pinguekulo.
piriformis.	piriforme.	piriform.	pirojda-forma.
planta.	plante du pied.	sole (of the foot).	plando.
plantaris.	plantaire.	plantar.	planda.
pleura.	plèvre.	pleura.	pleŭro.
pleurœsopha-geus.	pleuro-œsopha-gien.	pleuro-œsopha-geus.	pleŭroezofaga.
plexus.	plexus nerveux ou lymphatique mais non Plexus vasculaire qui se dit : *rete vasculo-sum.*	plexus.	plekso.
plica.	pli, repli, cul-de-sac, valvule (in-testinale).	fold.	faldo.
pollex.	pouce.	thumb.	polekso.
polus.	pôle.	pole.	poluso.
poples.	jarret.	ham.	poplito.
popliteus.	poplité.	popliteal.	poplita.
porus.	ouverture, pore.	passage.	poro.
præputium.	prépuce.	prepuce.	prepuco.
prævertebralis.	prévertebral.	prevertebral.	antaŭvertebra.
processus.	apophyse.	process.	apofizo.
—	procès (ciliaire), prolongement.	process.	procezo.
prominens.	saillant, proémi-nent.	prominent.	elstaranta.
prominentia.	saillie, bourrelet.	eminentia.	elstarajo.
promontorium.	promontoire.	promontory.	promontoro.
pronatio.	pronation.	pronatio.	pronado.
pronator.	pronateur.	pronator.	pronanta.
prostata.	prostate.	prostate.	prostato.
protuberantia.	protubérance (mais non annu-laire, qui se dit : pons).	protubérance.	protuberanco.
psoas.	psoas.	psoas.	psoasa-o.

pterion.	pterion.	pterion.	pteriono.
pterigoideus.	ptérygoïdien.	pterygoid.	pterigojda.
pterygopalatinus.	ptérygopalatin.	pterygo-palatinus.	pterigopalata.
pubicus.	pubien, du pubis.	pubic.	puba, pubosta.
pubis.	pubis.	pubis.	pubo, pubosto.
puboprostaticus.	pubo-prostatique.	pubo-prostatic.	puboprostata.
pubovesicalis.	pubo-vésical.	pubo-vesical.	pubovezika.
pudendum.	vulve.	vulva.	vulvo.
pudendus-alis.	honteux.	pudic.	hontema.
pulmo.	poumon.	lung.	pulmo.
pulmonalis.	pulmonaire.	pulmonary.	pulma.
pulpa.	pulpe.	pulp.	pulpo.
pulvinar.	pulvinar.	pulvinar.	pulvinaro.
punctum.	point.	punctum.	punkto.
pupilla.	pupille.	pupilla.	pupilo.
putamen.	putamen.	putamen.	putameno.
pylorus.	pylore.	pylorus.	piloro.
pyramidalis.	pyramidal.	pyramidal-is.	piramida.
pyramis.	pyramide.	pyramid.	piramido.

Q

Quadratus (musculus).	Carré (muscle).	Quadratus.	Kvadrata (muskolo).

R

Radialis.	Radial.	Radial.	Radiusa.
radiatus.	radié, rayonné.	radiatus.	radiita.
radiocarpeus.	radio-carpien.	radio-carpeus.	radiokarpea.
radioulnaris.	radio-cubital.	radio-ulnar.	radioulna.
radius.	radius.	radius.	radiuso.
radix.	racine.	root.	radiko.
ramus-lus.	rameau, branche.	branch.	branĉo-eto.
raphe.	raphé.	raphe.	rafeo.
recessus.	cavité, diverticulum.	recess.	receso.
rectouterinus.	recto-utérin.	recto-uterine.	rektoutera.
rectovesicalis.	recto-vésical.	recto-vesical.	rektovezika.
recurrens.	récurrent.	recurrens.	rekuranta.
regio.	région.	region.	regiono.
restiforme.	restiforme.	restiform.	restiforma.
rete.	réseau.	net-work.	reto.
reticularis.	réticulaire.	reticular.	reteca.
retina.	rétine.	retina.	retino.
retinaculum.	frein, bride.	briddle.	bridilo.
retrocæcalis.	rétro-cæcal.	retro-cæcal.	retrocekuma.
retroperitonæalis.	rétropéritonéal.	retro-peritoneal.	retroperitonea.
rhomboidea (fossa).	plancher du 4° ventricule.	rhomboidalis.	rombojda foveo.

rhomboideus.	rhomboïde.	rhomboideus.	rombojda.
rima.	fente.	cleft, rima.	fendo.
rostrum.	bec.	beak, rostrum.	rostro.

S

Sacciformis.	Sacciforme.		Sakojda-forma.
sacralis.	sacré.	sacral.	sakra.
sacrococcygeus.	sacro-coccygien.	sacro-coccygeus.	sakrokoksiza.
sacrum.	sacrum.	sacrum.	sakro.
saccus.	sac.	sac.	sako.
sacculus.	saccule.	saccule.	saketo.
sagittalis.	sagittal.	sagittal.	sagitala.
sanguis.	sang.	blood.	sango.
scala.	rampe.	scala.	skalo.
scalenus.	scalène.	scalenous.	skalena.
scaphoideus.	scaphoïde (adj.).	scaphoid.	skafojda.
scapula.	omoplate.	scapula.	skapolo.
scapus.	tige.		trunketo.
sclera.	sclérotique.	sclera.	sklero.
scrobiculus cordis.	creux de l'estomac.	scrobiculus.	skrobiklo.
scrotalis.	scrotal.	scrotal.	skrota.
scrotum.	scrotum.	scrotum.	skroto.
sebaceus.	sébacé.	sebaceous.	sebuma.
sebum.	sebum.	sebum.	sebumo.
sella.	selle.	sella.	selo.
semicircularis.	semi-circulaire.	semi-circular.	duoncirkla.
semi-lunaris.	semi-lunaire.	crescentic, semi-lunar.	duonluna.
semimembranosus.	demi-membraneux.	semi-membranous.	duonmembraneca.
seminalis.	séminal.	seminal.	sperma.
semitendinosus.	demi-tendineux.	semi-tendinous.	duontendena.
septum-ulum.	septum, cloison.	septum.	septumo-eto.
serosa (tunica).	membrane séreuse.	serous coat.	seroztuniko.
serosus.	Séreux. 1° quand il s'agit d'un produit sécrété par une séreuse,	serous.	seroza.
	d'où : sérosité.	serosity.	serozaĵo.
	2° quand il s'agit d'un sérum sanguin,	serous.	sera.
	d'où : sérosité sanguine.	serosity.	seraĵo.
serum.	sérum (du sang).	serum.	sero.
sesamoideus.	sesamoïde.	sesamoid.	sesamojda.
sigmoideus.	sigmoïde.	sigmoid.	sigmojda.
sinus.	sinus.	sinus.	sinuso.
skeleton.	squelette.	skeleton.	skeleto.

smegma.	smegma.	smegma.	smegmo.
solitarius.	solitaire.	solitary.	soleca, malarigita.
sperma.	sperme.	sperm.	spermo.
spermaticus.	spermatique.	spermatic.	sperma.
sphenoethmoidalis.	sphéno-ethmoidal.	spheno-ethmoidal.	sfenoetmojda.
sphenofrontalis.	sphéno-frontal.	spheno-frontal.	sfenofruntosta.
sphenoidalis.	sphénoïdal.	sphenoidal.	sfenojda.
sphenomandibularis.	sphéno-maxillaire.	spheno-maxillary.	sfenomandibula.
sphenomaxillaris.	sphéno-maxillaire.	spheno-maxillary.	sfenomaksela.
sphenoorbitalis.	spheno-orbitaire.	spheno-orbital.	sfenoorbita.
sphenopalatinus.	sphéno-palatin.	spheno-palatine.	sfenopalata.
sphenoparietalis.	sphéno-pariétal.	spheno parietal.	sfenoparietosta.
sphenopetrosus.	sphéno-pétreux.	spheno-petrous.	sfenoŝtoneca.
sphenozygomaticus.	sphéno-zygomatique.	spheno-zigomatic.	sfenozigoma.
sphincter.	sphincter.	sphincter.	sfinktero.
spina.	épine.	spine.	dorno.
— (*dorsi*).	épine dorsale, rachis.	spine.	spino.
spinalis.	rachidien, épineux.	spinal.	spina.
spinosus.	épineux.	spinous.	dorneca-a.
spiralis.	spiral.	spiral.	spirala.
splenius.	splenius.	splenius.	splenia.
spongiosus.	spongieux.	spongy.	spongeca.
spuria.	faux.	false.	malvera.
squama.	écaille.		skvamo.
squamosus.	écailleux, squameux.	squamous.	skvameca.
stapedius.	stapédien, de l'étrier.	stapedius.	piedinga.
stapes.	étrier.	stapes.	piedingo.
stephanion.	stephanion.	stephanion.	stefaniono.
sternocleidomastoideus.	sterno-cléido-mastoïdien.	sterno-cleido-mastoid.	sternokleidomastojda.
sternocostalis.	chondro-sternal.	chondro-sternal.	sternoripa.
sternohyoideus.	sternohyoïdien.	sterno-hyoid.	sternohioida.
sternopericardiacus.	sterno-péricardique.	sterno-pericardial.	sterno perikarda.
sternum.	sternum.	sternum.	sternumo.
stratum.	couche, stratum.	layer, stratum.	stratumo.
stria.	strie.	stria.	strio.
stroma.	stroma.	stroma.	stromo.
styloglossus.	stylo-glosse.	stylo-glossus.	stiloglosa.
stylohyoideus.	stylohyoïdien.	stylo-hyoid.	stilohiojda.
styloideus.	styloïde.	styloid.	stilojda.
stylomandibularis.	stylo-maxillaire.	stylo-maxillary.	stilomandibula.
stylomastoideus.	stylo-mastoïdien.	stylo-mastoid.	stilomastojda.
subclavius.	sous-clavier.	subclavian-ius.	subklavikla.

sublingualis.	sublingual.	sublingual.	sublanga.
submaxillaris.	sous-maxillaire.	sub-maxillary.	submandibula.
submentalis.	sous-mental.	submental.	submentona.
submucosus.	sous-muqueux.	submucous.	submuktunika.
suboccipitalis.	sous-occipital.	suboccipital.	suboksipita.
subscapularis.	sous-scapulaire.	subscapular.	subskapola.
subserosus.	sous-séreux.	subserous.	subseroztunika.
substantia.	substance.	substance-tia.	substanco.
succus.	suc.	juice.	suko.
sudorifer.	sudorifère ou su-doripare.	sudoriferous.	ŝvitnaska.
sulcus.	sillon, gouttière, rainure.	groove, sulcus.	sulko.
superciliaris.	sourcilier.	superciliary.	brova.
supercilium.	sourcil.	eyebrow.	brovo.
supinacio.	supination.	supination.	supinado.
supinator.	supinateur.	supinator.	supinanta.
supraclavicula-ris.	sus-claviculaire.	supra-clavicular.	supraklavikla.
supraorbitalis.	sus-orbitaire.	supra-orbital.	supra-orbita.
suprarenalis.	surrénal.	suprarenal.	suprarena.
supraspinalis.	surépineux.	supraspinatus.	supraspina.
supraspinatus.	sus-épineux.	supraspinatus.	supradorna.
suprasternalis.	sus-sternal.	suprasternal.	suprasternuma.
supratragicus.	sus-tragien.	supratragicus.	supratraga.
supratrochlea-ris.	sus-trochléaire.	supratrochlear.	supratroklea.
supravesicalis.	sus-vésical.	supra-vesical.	supravezika.
sura.	mollet.	calf of the leg.	suro.
suralis.	sural.	sural.	sura.
ŝuspensorius.	suspenseur.	suspensory.	alpendiga, pendi-ga.
sutura.	suture.	suture.	suturo.
sympathicus.	sympathique.	sympathetic.	simpatika.
symphysis.	symphyse.	symphysis.	simfizo.
synarthrosis.	synathrose.	synarthrosis.	sinartrozo.
synchondrosis.	synchondrose.	synchondrosis.	sinkondrozo.
syndesmosis.	syndesmose.	syndesmosis.	sindesmozo.
synovia.	synovie.	synovial fluid.	sinovio.
synovialis.	synovial.	synovial.	sinovia.

T

Tactus.	Tact, toucher.	Touch.	Palpado.
tænia.	bandelette.	tænia.	tenio.
talocruralis.	tibio-tarsien.	ankle-joint.	talokrura.
talofibularis.	péronéo astraga-lien.	astragalo-fibular.	talofibula.
talonavicularis.	astragalo-scaphoï-dien.	astragalo-navicu-lar.	talonavikla.
talotibialis.	tibio-astragalien	astragalo-tibial.	talotibia.
talus.	astragale.	astragalus.	talo.

talus.	cou-de-pied.	instep.	instepo.
tarsus.	tarse.	tarsus.	tarso.
tegmen.	toit.	tegmen.	tegmento.
tela.	toile, tissu.	tissue, tela.	teksaĵo.
— *conjunctiva.*	tissu conjonctif.	connective tissue.	kuniga teksaĵo.
temporale (os).	os temporal.	temporal bone.	tempiosto.
temporalis.	temporal (de l'os-).	temporal.	tempiosta.
—	temporal (de la tempe, de la région -e).	temporal.	tempia.
temporomandibularis.	témporo-maxillaire.	temporo-maxillary.	temporomandibula.
tendineus.	tendineux.	tendinous.	tendena-eca.
tendo.	tendon.	tendon.	tendeno.
tensor.	tenseur.	tensor.	streĉanta.
tentorium.	tente.	tentorium.	tendo.
teres.	rond.	round, teres.	ronda.
terminalis.	terminal.	terminalis.	fina.
testicularis.	testiculaire.	testicular.	testika.
testis.	testicule.	testicle.	testiko.
thalamus.	couche optique.	thalamus.	talamo.
thenár.	éminence thénar.	thenar.	tenaro.
thoracalis.	thoracique.	thoracic.	toraka.
thorax.	thorax.	thorax.	torako.
thymicus.	thymique.	thymic.	timusa.
thymus.	thymus.	thymus.	timuso.
thyreocervicalis.	thyrobicervico-scapulaire.	thyroid (axis).	tireocervika.
thyreoglossus.	thyréo-glosse.	thyro-glossus.	tireoglosa.
thyreohyoideus.	thyro-hyoïdien.	thyro-hyoid.	tireohiojda.
thyreoideus.	thyroïdien.	thyroid.	tireojda.
tibia.	tibia.	tibia.	tibio.
tibiofibularis.	péronéo-tibial.	tibio-fibular.	tibiofibula.
tibionavicularis.	tibio-scaphoïdien.	tibio-navicular.	tibionavikla.
tonsilla.	amygdale.	tonsil.	tonsilo.
tonsillaris.	tonsillaire.	tonsilar.	tonsila.
torus.	muscle.	muscle.	muskolo.
trabecula.	trabécule, colonne.	trabeculæ.	trabeklo.
trachea.	trachée.	trachea.	trakeo.
trachealis.	trachéal.	tracheal.	trakea.
tractus.	faisceau, bandelette, tractus.	tract.	traktuso.
tragicus.	tragien.	of the tragus.	traga.
tragus.	tragus.	tragus.	trago.
transitivus.	de passage, de transition.	annectent.	transira.
transversarius.	transversaire.	transverse.	transversa.
transversus.	transverse, transversaire.	transverse.	transversa.
trapezius.	trapèze.	trapezius.	trapeza.
trapezoideus.	trapézoïde.	trapezoidal.	trapezojda.
triceps.	triceps.	triceps.	tricepso-a.

tricuspidalis.	tricuspide.	tricuspid.	tripinta.
trigeminus.	trijumeau.	trifacial.	trigemela.
trigonum.	trigone, triangle.	trigone.	trigono.
triquetrum (os).	pyramidal (os).	pyramidal (bone).	triketrosto.
trochanter-ica.	trochanter-ien.	trochanter-ic.	trokantro-a.
trochlea.	trochlée-poulie.	trochlea.	trokleo.
trochlearis (n.)	nerf pathétique.	trochlear.	troklea nervo.
trochoideus.	trochoïde.	pivot-joint.	trokojda.
truncus.	tronc.	trunk.	trunko.
tuba.	trompe.	tube.	salpingo.
tuber.	tubercule, tubéro-rosité.	tuber.	tubero.
tuberculum.	tubercule.	tubercle.	tubereto.
tuberositas.	tubérosité.	tuberosity.	tubero.
tubulus.	tube.	tubule.	tubo.
tunica.	tunique.	coat.	tuniko.
turcicus.	turcique.	turcica.	turka.
tympanicus.	tympanique.	tympanic.	timpana.
tympanum.	tympan.	tympanum.	timpano.

U

Ulna.	Cubitus.	Ulna.	Ulno.
ulnaris.	cubital.	ulnare.	ulna.
umbilicalis.	ombilical.	umbilical.	umbilika.
umbilicus.	ombilic.	umbilic.	umbiliko.
umbo.	ombilic de la membrane du tympan.	umbo.	timpana umbiliko.
uncinatus.	unciné.	uncinate.	hokojda.
unguis.	ongle.	nail.	ungo.
unipennatus.	semi-penniforme.		duonplumforma.
urachus.	ouraque.	urachus.	urako.
ureter.	uretère.	ureter.	uretero.
uretericus.	de l'uretère.	ureteral.	uretera.
urethra.	uréthre.	urethra.	uretro.
urogenitalis.	génito-urinaire.	uro-genital.	urogenera.
uropoëtica.	uropoiétique.	uropoetic.	urinnaska.
uterus-inus.	utérus-rin.	uterus-ine.	utero-a.
utriculus.	utricule.	utricle.	utriklo.
uvula.	luette.	uvula.	uvulo.

V

Vagina.	Gaine.	Sheath.	Ingo.
vagina.	vagin.	vagina.	vagino.
vaginalis.	vaginal (du vagin).	of the vagina.	vagina.
— (tunica).	vaginale (tunique).	vaginal.	vaginala tuniko.
vallecula.	vallécule.	vallecula.	valeto.
vallum.	vallée.	valley.	valo-eto.
valvula.	valvule.	valve, valvule.	klapo.

vas.	vaisseau.	vessel.	vazo.
vasculosus.	vasculaire.	vascular.	vaza.
velum.	voile.	velum.	vualo.
vena-ula.	veine-ule.	vein.	vejno-eto.
— *comitans.*	veine satellite.	vein comites.	vejno akompananta.
venosus.	veineux.	venosous.	vejna.
ventriculus.	ventricule.	ventrikle.	ventriklo.
vermis.	vermis.	worm.	vermo.
vertebra.	vertèbre.	vertebra.	vertebro.
vertex.	vertex, sommet.	vertex.	verto.
vesica.	vessie.	bladder.	veziko.
vesicalis.	vésical.	vesiçal.	vezika.
vesicouterinus.	vésico-utérin.	vesico-uterine.	veziko-utera.
vesicula.	vésicule.	vesicle.	veziketo.
vestibulare.	vestibulaire.	vestibular.	vestibla.
vestibulum.	vestibule.	vestibule.	vestiblo.
vibrissæ.	vibrisses (poils du nez).	vibrissæ.	vibrisoj, nazharoj.
villus.	villosité.	villi.	vilo.
vinculum.	frein.	briddle.	bridilo.
viscus.	viscère.	viscera.	viscero.
vocalis.	vocal, de la voix.	vocal.	voĉa.
vola manus.	paume de main.	palm.	polmo.
volaris.	palmaire.	palmar.	polma.
vomer.	vomer.	vomer.	vomero.
vortex.	tourbillon.	vortex.	vortiko.
vorticosus.	vorticineux.	vorticosus.	vortika -eca.

X

Xiphoideus.	Xiphoïde.	Xyphoid.	Kzifojda.

Z

Zona.	Zone.	Zone.	Zono.
zonula.	zonule.	zonula.	zoneto.
zonularis.	zonulaire.	zonular.	zoneta.
zygoma.	zygoma.	zigoma.	zigomo.
zygomaticus.	zygomatique.	zigomatic.	zigoma.
zygomaticoorbitalis.	zygomatico-orbitaire.	zygomatico-orbitalis.	zigomoorbita.

1354-05. — Coulommiers. Imp. Paul BRODARD. — 3-06.

DU MÊME AUTEUR

Morphinisme et Morphinomanie. In-18, 330 pages (*Ouvrage couronné par l'Académie de Médecine.* Prix Falret).

Traitement du Diabète sucré. In-8 (*Ouvrage couronné par l'Académie de Médecine.* Prix Capuron).

De la Cholécystotomie et de la Cholécystectomie. In-8, 68 pages (*Mémoire récompensé par l'Académie de Médecine.* Prix Amussat).

Des progrès accomplis dans la chirurgie des voies biliaires (*Mémoire couronné par la Société de Médecine du Nord*).

Traité de la Goutte, par Sir Dyce Duckworth. In-8, 442 pages. Traduction française.

Traité des Maladies du Foie, par G. Harley. In-8, 300 pages. Traduction française.

La Neurasthénie sexuelle, par G. Beard. In-8, 183 pages. Traduction française.

La pratique des Accouchements chez les Peuples primitifs, par Engelmann. In-8, 388 pages. Traduction française.

1351-05. — Coulommiers. Imp. Paul BRODARD. — 3-06.